PELE, PSICOSSOMÁTICA, PSICANÁLISE:
Uma Visão Integrativa das Psicodermatoses

Pele, Psicossomática, Psicanálise:
Uma Visão Integrativa das Psicodermatoses

Gabriela Tranquillini
Gabriela Hostalácio
Isabella Hostalácio Zorzetto
Ricardo Villa

Impressão e Acabamento
Digitop Gráfica Editora

Ilustração da Capa
Laura Sales, 2022, aquarela sobre giz

Direitos Reservados
Nenhuma parte pode ser duplicada ou
reproduzida sem expressa autorização do Editor.

sarvier

Sarvier Editora de Livros Médicos Ltda.
Rua Rita Joana de Sousa, nº 138 – Campo Belo
CEP 04601-060 – São Paulo – Brasil
Telefone (11) 5093-6966
sarvier@sarvier.com.br
www.sarvier.com.br

Dados Internacionais de Catalogação na Publicação (CIP)
(Câmara Brasileira do Livro, SP, Brasil)

Pele, psicossomática, psicanálise : uma visão integrativa
das psicodermatoses / Gabriela Tranquillini...[et al.].
-- 1. ed. -- São Paulo, SP : Sarvier Editora, 2022.

Outros autores: Gabriela Hostalácio, Isabella
Hostalácio Zorzetto, Ricardo Villa.
Bibliografia.
ISBN 978-65-5686-031-2

1. Corpo e mente – Aspectos da saúde 2. Pele –
Doenças – Aspectos psicossomáticos – Diagnóstico
3. Pele – Doenças – Aspectos psicossomáticos –
Tratamento 4. Psicanálise I. Tranquillini, Gabriela.II.
Hostalácio, Gabriela. III. Zorzetto, Isabella Hostalácio.
IV. Villa, Ricardo.

	CDD-616.08
22-126053	NLM-WM 090

Índices para catálogo sistemático:
1. Medicina psicossomática   616.08
Eliete Marques da Silva – Bibliotecária – CRB-8/9380

Sarvier, 1ª edição, 2022

PELE, PSICOSSOMÁTICA, PSICANÁLISE:
Uma Visão Integrativa das Psicodermatoses

Autores

GABRIELA TRANQUILLINI

GABRIELA HOSTALÁCIO

ISABELLA HOSTALÁCIO ZORZETTO

RICARDO VILLA

Colaboradores

Gustavo Quirino

Jéssica Schimitt

Larissa Captanio

Sérgio Prior

sarvier

Autores

GABRIELA TRANQUILLINI

Graduada em Medicina pelo Centro Universitário Lusíada (UNILUS); Pós-graduada em Dermatologia pela Fundação Técnico-Educacional Souza Marques; Pós-Graduada em Bases da Saúde Integrativa pelo Hospital Israelita Albert Einstein; Formação em Psicanálise Clínica pelo Instituto Brasileiro de Psicanálise Clínica (IBPC), Membro do Colégio Ibero-Latino-Americano de Dermatologia (CILAD), Membro do Grupo Brasileiro de Melanoma (GBM). Atua em clínica particular e no ambulatório do SUS com ênfase em Dermatologia clínica, oncológica e psicológica.

GABRIELA HOSTALÁCIO

Graduada em Psicologia pela Pontifícia Universidade Católica de Campinas (PUCCAMP); Pós-graduada em Psicanálise Teorias e Psicoterapia pelo Centro de Formação e Assistência à saúde (CEFAS); Extensão psicanalítica com aprimoramento na abordagem Freudiana e Winnicottiana pela Universidade de Campinas (UNICAMP). Atualmente, cursa a formação Winnicottiana e é filiada ao Instituto Brasileiro de Psicanálise Winnicottiana (IBPW). Atua com atendimento clínico há quase 10 anos.

ISABELLA HOSTALÁCIO ZORZETTO

Graduada em Medicina pela Universidade do Vale do Sapucaí (UNIVAS); Pós-graduada em Dermatologia pela Fundação Técnico-Educacional Souza Marques; Membro do CILAD, da Sociedade Brasileira de Dermatologia (SBD) e da Sociedade Brasileira de Dermatologia Clínica e Cirúrgica (SBCD). Atua em clínica particular em Dermatologia Clínica e Estética.

RICARDO VILLA

Graduação em Medicina pela Universidade Federal de São Paulo (UNIFESP), residência em Dermatologia pela UNIFESP e Mestre pela Fundação Oswaldo Cruz (FIOCRUZ). Atualmente é professor da Universidade Federal do Maranhão (UFMA), tem experiência na área de farmacologia, com ênfase em silício, atuando principalmente nos seguintes temas: hanseníase, cromomicose, vitiligo, cabelos e unhas.

Colaboradores

GUSTAVO RIBEIRO COELHO QUIRINO

Graduado em Medicina pelo UNILUS; Residência Médica e Psiquiatria pela Faculdade de Ciências Médicas da Santa Casa de São Paulo (FCMSCSP); Graduação em Medicina pela Universidade de Milão – Itália e cursando Graduação em Psiquiatria pela Universidade de Pádua – Itália. Membro Internacional da American Psychiatrist Association (APA).

JÉSSICA SCHIMITT

Graduada em Psicologia pela Universidade Federal do Rio Grande do Sul (UFRGS), Pós-Graduada em Terapia Sistêmica pelo Centro de Estudos da Família e Indivíduo (CEFI) e Pós-Graduada em Saúde da Família e Comunidade pela Escola de Saúde Pública (ESP) de Florianópolis.

LARISSA VERTEMATTI CAPITANIO

Graduada em Medicina pela Faculdade de Medicina de Mogi das Cruzes, Residência Médica em Clínica Médica pela Beneficência Portugesa de São Paulo e Membro da SBD.

SÉRGIO LUIZ DOS SANTOS PRIOR

Graduado em Medicina pelo UNILUS, especialização em Psiquiatria pela PUCCAMP. Foi professor titular da disciplina de Saúde Mental da UNILUS e Diretor do Serviço de Psiquiatria do Hospital Guilherme Álvaro de Santos. Título de Especialista pela Associação Brasileira de Psiquiatria.

Agradecimentos

Gabriela Tranquillini
Gabriela Hostalácio
Isabella Hostalácio Zorzetto
Ricardo Villa

Aos nossos pacientes, por revelarem pensamentos tão íntimos e únicos, e confiarem a nós o ato de amparar o seu sofrimento.

À psicologia, por nos dar ferramentas para tentar compreender a saúde mental dos seres humanos.

À medicina, por propiciar novas possibilidades terapêuticas para quem sofre.

Prefácio

O livro "Pele, Psicossomática e Psicanálise: uma visão integrativa das Psicodermatoses" descreve o ponto de vista dos três principais personagens envolvidos no processo da doença: o médico, o psicólogo e o paciente. Ele transcorre de forma completa e de fácil leitura sobre a fisiopatologia e o tratamento das doenças psicodermatológicas, bem como a abordagem psíquica destas.

Indico a leitura para pacientes, profissionais da saúde mental e, principalmente, a todos os colegas médicos, não apenas aos dermatologistas, pois o livro nos traz uma excelente reflexão sobre como a medicina integrativa e multidisciplinar é importante e deveria ser mais valorizada. Para mais, a diferença que esse olhar pode fazer na vida de nossos pacientes.

Uma leitura leve, interessante e reflexiva. Fantástico.

Larissa Vertematti Capitanio

Apresentação

Gabriela Tranquillini
Gabriela Hostalácio
Isabella Hostalácio Zorzetto
Ricardo Villa

"O indivíduo faz do corpo o palco para a expressão de sua angústia"
(Marco Silva, 2000)

A psicossomática é uma experiência universal. Muitos já vivenciaram no corpo suas dores emocionais, algumas passageiras e outras tantas que insistiram em ficar. Neste livro abordaremos algumas dessas dores que atingem a pele, nosso maior órgão do corpo humano.

Uma vez que um distúrbio tenha se instalado no indivíduo, precisamos não somente de uma teoria, mas de várias, ou seja, precisamos da cooperação de várias especialidades e profissionais para compor um tratamento para aquele paciente que sofre a dor física, mas que também carrega uma grande dor emocional.

A ideia do livro nasceu durante nossas discussões para a publicação de dois artigos. No decorrer do caminho e motivados a nos aprofundar sobre as diferentes perspectivas dentro de um mesmo sintoma, juntamos nossos saberes, pesquisas e experiências e transformamos nossos encontros neste livro. O livro tem como objetivo ajudar os profissionais que recebem pacientes psicossomáticos, assim como qualquer pessoa ou profissional que tenha curiosidade sobre o tema. A conversa que buscamos trazer aqui é leve e didática e prezamos por trazer a você, leitor, uma comunicação acessível e de fácil entendimento. O leitor que desejar aprofundar seu conhecimento, poderá encontrar ao final do livro uma extensa base de referências teóricas sobre cada tema.

Antes de aprofundarmos sobre as questões específicas de cada Psicodermatose, construímos uma breve introdução sobre o tema, separada em três capítulos: **Capítulo I** – Quando a pele grita: uma visão integrativa, **Capítulo II** – Existir: a pele como contato com o mundo, **Capítulo III** – Classificação das Psicodermatoses. A leitura introdutória desses capítulos irá ajudá-lo a familiarizar-se com a psicossomática, a pele e as Psicodermatoses.

Nos capítulos seguintes (**Capítulo IV ao XIII**), nossa conversa será especificamente sobre as Psicodermatoses e para abordá-las partiremos sempre dentro de três visões. No início do capítulo, você encontrará a visão do paciente acometido pela doença abordada, através de uma breve fala (ou falas), cujo nome e histórias foram modificados a fim de garantir sua total privacidade. Na sequência, você poderá se aprofundar dentro da visão médica sobre a Psicodermatose, suas características e linhas de tratamento e pesquisas e, finalizando o capítulo, a última visão será um olhar psicológico (ou psiquiátrico) e social dos fenômenos somáticos abordados. A construção desses capítulos buscou seguir a proposta do nome que escolhemos para o livro, trazendo assim uma visão integrativa e biopsicossocial das Psicodermatoses escolhidas: **Capítulo IV** – Acne e suas repercussões emocionais; **Capítulo V** – Alopecia Areata: a perda para o novo; **Capítulo VI** – Delírio de Infestação: o imaginário na pele; **Capítulo VII** – Dermatite Atópica: a pele expressando afeto; **Capítulo VIII** – Dermatite Factícia: a procura pelo ganho secundário; **Capítulo IX** – Escoriação Neurótica: o desespero refletido na pele; **Capítulo X** – Psoríase: vida além das escamas; **Capítulo XI** – Transtorno Dismórfico Corporal: o eu não verdadeiro; **Capítulo XII** – Tricotilomania: arrancando as emoções por um fio e **Capítulo XIII** – Vitiligo e a perda de si.

Depois de percorrer toda a trajetória das Psicodermatoses, ao caminho do final do livro, você irá encontrar estratégias, ferramentas e reflexões que escrevemos baseados na nossa clínica, em estudos e pesquisas, que visam ajudar a pensar e a auxiliar no tratamento destes pacientes. Os capítulos finais foram divididos em quatro grandes temas, **Capítulo XIV**

– Psicofarmacologia na Dermatologia, **Capítulo XV** – A relação médico-paciente e o acolhimento psicológico e **Capítulo XVI** – Além da medicação: a terapia e as atividades terapêuticas.

A visão multifacetada do livro converge sobre os aspectos psicológicos do órgão 'Pele' e sua importância além do físico. Esta compreensão é fundamental, e a Psicanálise vem para possibilitar o profissional a se autoconhecer e orientar o sujeito a se descobrir. Quando nos conhecemos melhor, conseguimos ter mais empatia e compaixão com o próximo, proporcionando assim uma melhor investigação do indivíduo.

Nossa compreensão parte do pressuposto que o indivíduo é um ser biopsicossocial, sendo modificado por questões internas e externas. Nosso caminho aqui transcrito foi fundamentado na teoria do indivíduo como um ser integral, não separando assim seu corpo físico e emocional, visão que aplicamos na nossa prática clínica. Esperamos que o livro possa cumprir o objetivo proposto e possa promover a você, uma ampliação e reflexão sobre seus atendimentos, sobre os sintomas e sobre as dores veladas que muitos desses pacientes carregam. Acreditamos que esse livro possa ser um portal para que você leitor procure se aprofundar nas várias teorias que possam ajudar a compor o tratamento e o cuidado daquele que sofre. Desejamos que ele seja uma semente que encontre um campo fértil, podendo criar raízes e florescer em você uma vontade em abraçar o nosso viver e nossas dores de uma forma mais integrada e humanizada, pois somos todos seres biopsicossociais.

Sumário

capítulo I

Quando a pele grita: uma visão integrativa **1**

Gabriela Tranquillini • Gabriela Hostalácio

capítulo II

Existir: a pele como contato com o mundo **5**

Gabriela Tranquillini

capítulo III

Classificação das Psicodermatoses **8**

Gabriela Tranquillini

capítulo IV

Acne e suas repercussões emocionais **11**

Ricardo Villa • Gabriela Hostalácio

capítulo V

Alopecia Areata: a perda para o novo **18**

Isabella Hostalácio Zorzetto • Gabriela Hostalácio

capítulo VI

Delírio de Infestação: o imaginário na pele **25**

Gabriela Tranquillini • Gustavo Quirino

capítulo VII

Dermatite Atópica: a pele expressando afeto **32**

Isabella Hostalácio Zorzetto • Gabriela Hostalácio

capítulo VIII

Dermatite Factícia: a procura pelo ganho secundário **39**

Ricardo Villa • Gustavo Quirino • Gabriela Tranquillini

capítulo IX
Escoriação Neurótica: o desespero refletido na pele.................... **46**
Isabella Hostalácio Zorzetto • Jéssica Schimitt

capítulo X
Psoríase: vida além das escamas.................................. **51**
Ricardo Villa • Jéssica Schimitt

capítulo XI
Transtorno Dismórfico Corporal: o Eu não verdadeiro **61**
Gabriela Tranquillini • Gustavo Quirino

capítulo XII
Tricotilomania: arrancando as emoções por um fio.................. **67**
Isabella Hostalácio Zorzetto • Gabriela Hostalácio

capítulo XIII
Vitiligo e a perda de si.. **73**
Ricardo Villa • Jéssica Schimitt

capítulo XIV
Psicofarmacologia na Dermatologia **84**
Sérgio Prior • Gabriela Tranquillini

capítulo XV
A relação médico-paciente e o acolhimento psicológico.............. **98**
Gabriela Tranquillini • Gabriela Hostalácio

capítulo XVI
Além da medicação: a terapia e as atividades terapêuticas............ **103**
Gabriela Tranquillini • Gabriela Hostalácio • Larissa Capitanio

REFERÊNCIAS... **113**

Capítulo **I**

Quando a pele grita: uma visão integrativa

Gabriela Tranquillini
Gabriela Hostalácio

"As afecções da pele mantêm estreitas relações com os estresses
da existência, com as crises emocionais, com as falhas narcísicas
e as insuficiências da estruturação do Eu".

(Didier Anzieu)

A Psicodermatologia compreende uma interface de várias áreas do saber como a Dermatologia, Psiquiatria, Psicanálise, Psicossomática, entre outras. Esta conexão possibilita a propagação de conhecimento entre essas áreas e amplia as visões dos mecanismos envolvidos no processo de adoecimento através de uma abordagem integrativa das relações entre mente e pele e suas consequências para o sujeito.

Em 1822, a Dermatologia teve seu início no Brasil através da instalação do primeiro Serviço de doenças da pele na Policlínica Geral no Rio de Janeiro. Trata-se de uma especialidade médica que se concentra no diagnóstico, prevenção e tratamento de doenças e afecções relacionadas à pele, pelos, mucosas, cabelos e unhas, em todas as faixas etárias, englobando também procedimentos cirúrgicos e estéticos.

A Psiquiatria, que em grego significa "a arte de curar a alma", é a especialidade médica que envolve o estudo, diagnóstico e tratamento dos transtornos mentais e dos problemas emocionais dos indivíduos através do uso de medicamentos e de recursos psicoterápicos. No século XIX, os distúrbios mentais passaram a ser tratados cientificamente como doenças. Anterior a isso, as pessoas que padeciam de doenças mentais eram tratadas como loucas e recebiam tratamentos radicais, que visavam muitas vezes o seu isolamento social através de longas internações. O Alemão Emil Kraepelin (1856-1926) é mencionado como fundador da psiquiatria sendo considerado o responsável por incluir esta ciência no âmbito da medicina. A partir das suas contribuições, a psiquiatria começou a considerar tanto os fatores psicológicos e sociais quanto as questões biológicas no tratamento dos pacientes.

O campo de investigação clínica que busca entender a psique humana com o objetivo de aliviar e minimizar sofrimentos emocionais através de sessões de análise, é denominado Psicanálise. Sigmund Freud (1856 – 1939) foi um médico neurologista e precursor da Teoria da Psicanálise. No início da sua carreira, publicou uma série de observações clínicas sobre as doenças orgânicas do sistema nervoso e no decorrer da sua experiência clínica incomodou-se com as limitações da medicina quanto aos tratamentos dos problemas nervosos e, então, passou a buscar um método que pudesse tratar as neuroses, em especial a histeria. Através da sua experiência clínica, Freud observou que as histéricas não sofriam de doenças nervosas, mas padeciam de feridas emocionais que eram liberadas através do corpo físico. Para Freud, o ser humano é um ser de impulso e pulsões. As pulsões definidas por Freud estão associadas às forças que derivam das funções somáticas do ser humano, ou seja, é uma força que tende para um objeto e se descarrega, nunca sendo completamente satisfeita. O desenvolvimento do ser humano, sob olhar freudiano, se dá por meio do conflito de pulsões, à medida que estas buscam a satisfação ou à medida que são recalcadas, tudo ocorrendo dentro do indivíduo de forma intrapsíquica. Trata-se de uma abordagem que visa entender aquilo que recalcamos no nosso inconsciente e que muitas vezes encontra como caminho de manifestação o nosso corpo físico, por meio dos sintomas. Essa abordagem permite que o sujeito possa entender a si mesmo para além dos sintomas, através da interpretação dos seus conteúdos inconscientes. Na sessão de Psicanálise, analista e paciente vão construindo uma narrativa para os acontecimentos, por meio da fala, denominada pela psicanálise de associação livre. Trata-se de uma ferramenta para o enfrentamento das ansiedades e das angústias dos pacientes que estão à procura não somente da cura de sua doença, mas de um sentido e propósito em suas vidas.

A Psicossomática refere-se aos sintomas físicos que causam sofrimento no sujeito e que foram gerados devido a razões psicológicas. Seria uma forma de externalizar o sofrimento emocional que está mascarado. Ela diz muito sobre o comportamento do indivíduo perante o sintoma em si e o quanto ele é capaz de gerar uma enfermidade. Entende-se aqui a enfermidade não como sintoma de doença concreta em si, mas uma forma subjetiva de mostrar o adoecer do indivíduo. Forma esta que é individual e que leva em consideração muitas outras variáveis, como o ambiente social e a experiência de vida. Trata-se de um diagnóstico de difícil compreensão pelos pacientes, pois muitos têm dificuldade em correlacionar a questão mente-corpo e entender que uma pessoa pode gerar sintomas físicos em resposta ao estresse. Eles usam o recurso da negação e sentem-se frustrados, pois quando o diagnóstico é mais emocional do que físico há uma perda da legitimação do seu sofrimento. Os pacientes tentam obter outro diagnóstico que não tenha o componente psicológico como base, pois a psicofobia ainda é bem prevalente e infelizmente o bem-estar emocional ainda fica em segundo plano quando comparado ao físico. Esse desafio também ocorre na área médica, tanto em reconhecer a somatização quanto em transmitir para o paciente.

De acordo com Julio de Mello Filho e Abram Eksterman, a Psicossomática é uma ideologia sobre a saúde, o adoecer e as práticas de saúde. Uma Medicina Integral com três perspectivas: a doença com sua dimensão psicológica, a relação médico-paciente e a ação terapêutica voltada para o doente. A visão psicossomática mostra a integralidade do indivíduo na medicina, com ênfase no doente e não na doença. Ela analisa a resposta biológica do indivíduo ao seu questionamento mental, portanto, cada resposta é única. A psicanálise integra a psicossomática, pois busca retomar o que foi recalcado (não processado pela psique) e exteriorizado de maneira disforme como mecanismo de defesa.

A Psicodermatologia vem para fazer a ligação entre essas especialidades, preenchendo a lacuna existente. Poucas são as clínicas de Psicodermatologia pelo mundo. Um estudo de 2021 (Mostaghimi L), com análises de prontuários de 2002 a 2018 mostram um panorama da importância da Psicodermatologia no cenário atual. Os resultados do estudo revelaram uma alta prevalência de Transtornos de Escoriação, associado a transtorno depressivo maior, transtorno de ansiedade generalizada, transtorno bipolar, esquizofrenia e transtorno delirante. O prurido (coceira) foi a segunda maior causa de encaminhamento dos pacientes para a clínica e estava associado à depressão e à ansiedade. Três quartos dos pacientes eram mulheres e o transtorno de escoriação (*skin-picking*) foi mais prevalente nesta população, enquanto a dependência de álcool foi mais prevalente nos homens. O estudo revisa a importância dessas clínicas na melhoria da qualidade de vida dos pacientes, diminuindo o número de visitas, economizando tempo e reduzindo os custos gerais de assistência médica. Um estudo multicêntrico com cerca de 5.000 indivíduos encontrou taxas de depressão, ansiedade e ideação suicida em 10,1%, 17,2%, e 12,7%, respectivamente, em pacientes com doença de pele em comparação com 4,3%, 11,1% e 8,3% nos controles. Estudos mostram taxas de depressão de até 54,5% em pacientes com vitiligo e em 48% correlacionado com a gravidade da psoríase.

O paciente dermatológico sofre além da pele. Sofre por seus conflitos internos, inconscientes e faz sua pele gritar por ele como um pedido de socorro visível, já que ele próprio não consegue acessar seu mundo interior. McDougall (1994) diz que "a somatização como resposta à dor mental é uma das respostas psíquicas mais comuns que o ser humano é capaz". Portanto, a análise tem um papel importantíssimo no tratamento desses pacientes, visando uma abordagem mais abrangente deles.

Capítulo **II**

Existir: a pele como contato com o mundo

Gabriela Tranquillini

> "A pele é mais do que um órgão, é um conjunto de órgãos diferentes.
> De todos os órgãos dos sentidos, é o mais vital: pode-se viver cego,
> surdo, privado do paladar e de olfato, mas sem a integridade da
> maior parte da pele, não se sobrevive."
>
> (Didier Anzieu)

A pele e o sistema nervoso central apresentam a mesma origem embriológica (o ectoderma). Isto facilita a compreensão de que a pele seria a exteriorização do nosso sistema nervoso e um dos motivos pelos quais os pacientes dermatológicos apresentam inúmeras associações entre suas doenças cutâneas e seu psicológico. A pele exerce funções biológicas atuando como barreira física entre o externo e o interno (ambiente e corpo), produzindo secreções, regulando a temperatura, sensação tátil, metabolismo, entre outras. No plano psíquico, ela é primordial na imposição de limites e transmissão de desejos, atuando também nas funções de excitabilidade, gozo, diálogo e reconhecimento.

Didier Anzieu, em seu livro "o Eu-Pele", exemplifica:

A pele protege o equilíbrio de nosso meio interno das perturbações exógenas, mas em sua forma, textura, coloração e cicatrizes, ela conserva as marcas destas perturbações. Por sua vez, este estado interior, que se espera que ela preserve, é bastante revelado em grande parte externamente; ela é aos olhos dos outros um reflexo de nossa boa ou má saúde orgânica e um espelho de nossa alma.

Em 1923, (O Id e o Ego), Freud postulou que "o EU é, antes de mais nada, corporal. Não se trata somente de uma superfície, mas também da projeção de uma superfície", ou seja, aquilo que é vivido na pele serve para a construção de um EU psíquico. Anzieu cita que "a pele antecipa no plano do organismo a complexidade do Eu no plano psíquico." Trata-se de um órgão sobre o qual o sujeito imprime seus primeiros registros afetivos das relações com o objeto, de formação do aparato psíquico, de aquisição da nossa individualidade e de instrumento de troca com o outro e, portanto, na formação da subjetividade.

A pele é o maior órgão do corpo humano. Trata-se de um órgão sensorial, que transmite muito sobre como nos sentimos por dentro e que tem como principal sentido o tato, o qual possibilita o contato conosco e com o outro. A palavra contato vem do latim *contactus*, que significa "toque entre coisas, encontro". A pele e o contato se apresentam como metáfora em vários contextos cotidianos: "dar um toque", "casca grossa", "se colocar na pele do outro", "entrar em contato", "pele de bebê", "a flor da pele", "insensível", "intocável", "sentir na pele", "branco de pavor", "vermelho de vergonha", "arrepiado de medo", entre outras. Portanto, essa comunicação pele e mente é cotidiana e uma via de mão dupla, que se retroalimenta, integrando valores através de expressões como cicatrizes, tatuagens e adereços. Fisicamente, os sintomas se expressam principalmente através de queixas como prurido (coceira), queimação, ardência e fadiga. As doenças de pele são geralmente visíveis e, mesmo localizadas em áreas não expostas, são percebidas pelos pacientes, seja pela questão física ou pelos sintomas que causam. Além disso, a doença de pele é frequentemente associada a transtornos de ansiedade e depressão e, suicídio.

A pele atua na comunicação e na socialização. A tecnologia tem influenciado nossa pele de várias maneiras. Ela pode restringir nossas vivências sensoriais e enfraquecer nossa comunicação não-verbal, além de se tornar um meio de idealização da perfeição, através dos filtros de aplicativos, criando um estigma de imperfeição, afetando o indivíduo psicologicamente e socialmente. A gravidade não deve ser determinada apenas pela magnitude da doença de pele em si, pois muitos pacientes apresentam diminutas lesões dermatológicas que causam um sofrimento psicológico muito mais intenso do que pacientes com extenso acometimento dermatológico. Por este motivo, devemos dimensionar o sofrimento pela gravidade que determinada enfermidade traz para o sujeito.

Capítulo **III**

Classificação das Psicodermatoses

Gabriela Tranquillini

"A pele registra as tentativas e os triunfos de toda uma vida e com isso transporta a própria memória de suas experiências."

(Ashley Montagu)

Estima-se que cerca de 25 a 43% dos pacientes dermatológicos apresentam algum distúrbio psicodermatológico. Portanto, trata-se de um tema com alta prevalência, muitas vezes subdiagnosticado e redirecionado com frequência a diversos profissionais para avaliações e condutas. O paciente que procura por uma doença na pele também apresenta uma lesão na alma e esta, que não é visível fisicamente, quase nunca é abordada psicologicamente. A associação entre a pele e mente é bidirecional e por este motivo há dificuldades em distinguir se o problema primário é a pele ou a alteração emocional. De acordo com a Classificação de Koo e Lee, (Tabela 1), os transtornos psicodermatológicos são divididos em quatro categorias: doenças psicofisiológicas, distúrbios psiquiátricos primários, distúrbios psiquiátricos secundários e diversos.

Os distúrbios psicofisiológicos referem-se às doenças dermatológicas que são precipitadas ou exacerbadas por estressores emocionais. As tentativas ineficazes de enfrentar os conflitos no inconsciente podem provocar sintomas e/ou piora de doenças dermatológicas como a acne,

TABELA 1 Classificação dos Distúrbios Psicodermatológicos de acordo com Koo e Lee.

Classificação	Definição	Exemplos
Distúrbios Psicofisiológicos	As doenças de pele são precipitadas ou desencadeadas pelo estresse psicológico	Acne; Alopecia Areata; Dermatite Atópica; Dermatite Seborreica; Psoríase; Neurodermite; Rosácea; Urticária
Transtornos Psiquiátricos Primários	A doença primária é psiquiátrica e se manifesta com sinais e/ou sintomas cutâneos	Delírio de Infestação; Dermatite Factícia; Escoriação Neurótica; Transtornos Alimentares; Transtorno Dismórfico Corporal; Transtorno Obsessivo-Compulsivo; Tricotilomania
Transtornos Psiquiátricos Secundários	A doença dermatológica é o principal desencadeante da repercussão psicopatológica, sendo muitas vezes mais graves do que os sintomas físicos	Fobia Social, Depressão e outras decorrente de doenças dermatológicas como: Acne; Albinismo; Alopecia Areata; Eczema Crônico; Hemangioma; Ictiose; Rinofima; Psoríase; Vitiligo
Diversos	Distúrbios derivados dos efeitos adversos de medicações dermatológicas e psiquiátricas e Doença cutânea sensitiva	Erupções exantemáticas; Prurido; Síndrome de Stevens-Johnson Síndrome da Púrpura Psicogênica; Glossodínia; Orodínia, Vulvodínia

dermatite atópica, psoríase, vitiligo, entre outras. Essa piora também pode produzir consequências psicológicas agravantes, gerando uma retroalimentação negativa. Um exemplo relativamente comum é o paciente que inicia com um quadro de psoríase desencadeado por um alto nível de estresse. Suas lesões de pele em áreas corporais visíveis provocam angústia por envolver sua autoimagem, autoestima e preconceitos. Isso acarreta uma piora do estresse percebido, favorecendo o aumento do número de lesões na pele em um ciclo angustiante. Nesse grupo, devemos avaliar se o sofrimento do paciente é principalmente de natureza somatopsíquica (o sofrimento mental do paciente decorre da gravidade de sua doença de pele) ou psicossomática (manifestação da doença de pele ocorre devido a respostas emocionais mal adaptativas dos pacientes.

Os distúrbios psiquiátricos primários englobam as doenças psiquiátricas ou conflitos psicológicos que provocam alterações dermatológicas, portanto, não há dermatose primária e as lesões de pele, em geral, são autoprovocadas. Os pacientes são conhecidos como estereótipos das doenças psicodermatológicas e, normalmente, os indivíduos procuram primeiro pelo atendimento dermatológico, já que seu sofrimento é estampado na pele e muitos deles não têm a real dimensão de que há uma alteração psiquiátrica escondida. Aqui, os tratamentos dermatológicos convencionais provavelmente não resolverão os sintomas cutâneos se o problema subjacente não for diagnosticado e tratado adequadamente.

Os distúrbios psiquiátricos secundários incluem as doenças de pele que são geradoras de transtornos psiquiátricos, sendo a depressão e a ansiedade os mais comumente observados. Muitas vezes, a doença dermatológica em si não acarreta perigos físicos para o paciente, mas suas consequências psicológicas sim. Retomo o exemplo da psoríase. Ela pode estar dentro da classificação dos distúrbios psicofisiológicos (o estresse desencadeando/ exacerbando a doença) como dos transtornos psiquiátricos secundários (gerando ansiedade e depressão por conta da autoimagem). Nesses pacientes, a condição psicológica pode ser ofuscada pela doença de pele, pois eles podem subestimar, negar ou não reconhecer seus sintomas de humor devido à cronicidade das doenças (estão tão focados em sua pele que não percebem o quanto estão ansiosos ou deprimidos).

Os "Diversos" englobam doenças sensoriais de difícil explicação e efeitos adversos de medicações dermatológicas e psiquiátricas. Pacientes com esses distúrbios (por exemplo: vulvodínia e síndrome da boca ardente) são considerados pelos médicos como "inexplicáveis", o que pode aumentar a ansiedade e depressão ligada à desesperança. Apesar das doenças sensoriais (glossodínia, por exemplo) não serem visuais, elas também apresentam altos níveis de sofrimento psicológico como ansiedade, depressão, sintomas obsessivo-compulsivos e fóbicos, somatização, hostilidade e paranoia quando comparado ao grupo controle.

Capítulo **IV**

Acne e suas repercussões emocionais

Ricardo Villa
Gabriela Hostalácio

"Qual a sua responsabilidade na desordem da qual você se queixa?"
(Sigmund Freud)

"...já usei de tudo Dr.: creme, gel, chá, produtos manipulados, mas nada resolve essas espinhas. Tenho muita vergonha de sair, pois sempre escuto aquelas piadinhas clássicas: "Nossa! Virou adolescente de novo?" ou "Você já viu o tamanho da espinha no seu rosto?", como se eu não tivesse espelho. Isso me deixa com muita raiva... Às vezes, tenho até nojo do meu rosto e não tem base que esconda tudo isso aqui. Eu prefiro não sair, já faltei mais do que devia na Faculdade e estou a ponto de pegar DP, mas estou preferindo isso do que ficar tão vulnerável assim."

"Uma vez eu tive que escutar de uma menina que conheci, que eu devia ser um porco, que não devia tomar banho e que as espinhas no meu rosto eram pura falta de higiene. Ninguém percebe o quanto eu sofro com isso, o quanto dói, machuca e eu não consigo resolver. Foi sempre assim, e olha que já já faço 30 anos hein, quando é que elas vão embora?!"

A acne é uma doença inflamatória crônica da unidade pilossebácea e está entre as condições dermatológicas mais comuns, acometendo 650 milhões de pessoas no mundo. Pode se apresentar com evolução lenta ou com episódios de piora abrupta, causando profundo impacto psicológico e social na vida dos pacientes. A maioria das pessoas desenvolve acne na adolescência, sendo o sexo masculino afetado em 95% dos casos e o feminino em 85%. Dentre esses pacientes, 20% têm acne moderada a severa e 50% continuam apresentando o quadro na vida adulta. Dessa forma, a acne é a oitava doença mais prevalente no mundo. Embora a média de idade dos pacientes que procuram atendimento médico motivados pela acne seja de 24 anos, um terço das consultas envolvem pacientes com mais de 25 anos.

A fisiopatologia da acne é complexa e multifatorial e inclui fatores importantes como o aumento na quantidade e a mudança na composição do sebum, alterações hormonais e do microbioma e as interações dos neuropeptídeos, acompanhadas de hiperqueratinização folicular e disfunção das respostas imunes inata e adaptativa. Adicionalmente, exerceriam influência nesse cenário fatores hereditários e ambientais. Acredita-se que o excesso de sebum seja um contribuinte chave no desenvolvimento da acne. Contudo, nem todos os pacientes apresentam hiperseborreia, e a correlação entre produção de sebum e severidade da acne parece ser mais observada em homens.

A acne também está associada às alterações da composição de ácidos graxos livres do sebum, havendo menor quantidade daqueles que o corpo humano não é capaz de produzir (chamados de essenciais). Observa-se, ainda, a associação com aumento de ácidos graxos monoinsaturados e lipoperóxidos provenientes da oxidação do esqualeno, os quais levam à proliferação e à diferenciação dos queratinócitos e hiperqueratinização folicular.

Outro aspecto interessante, diz respeito ao desbalanço hormonal na acne que deve ser compreendido para além do ponto de vista dos hormônios circulantes, levando em conta as alterações em nível periférico (folicular). Sabe-se que os sebócitos são capazes de produzir esteróides como andrógenos, estrógenos e glucocorticóides, sendo essa produção cutânea regulada por hormônios (liberador de corticotrofina e adrenocorticotrófico) e citocinas produzidos localmente. Dessa forma, os pacientes com acne produzem mais testosterona e di-hidrotestosterona, estimulando a atividade das glândulas sebáceas que, por sua vez, expressam receptores funcionais para neuropeptídeos. A ativação desses receptores nos sebócitos humanos modulam a produção de citoquinas, a proliferação e a diferenciação celular, a lipogênese e o metabolismo de andrógenos. Já a substância P, liberada sob o estresse, estimula a proliferação dos precursores de sebócitos e o crescimento das glândulas sebáceas.

A observação de que a atividade de interleucina 1 (IL-1) encontra-se aumentada ao redor de folículos não envolvidos, antes mesmo que a ativação e a hiperproliferação dos queratinócitos sejam observados, sugere que as lesões inflamatórias de acne promovem *upregulation* de numerosos genes, incluindo aqueles que codificam metaloproteinases, defensinas, IL-8 e granulosina. Haveria, nesse processo, o envolvimento do *Cutibacterium acnes* (antigo *Propionibacterium acnes*) e de seus antígenos lipopolissacarídeos, facilitando a expressão de citocinas pró-inflamatórias, levando a promoção das respostas TH17 (*T helper* 17) e TH1.

Deve-se destacar que a genética também tem um papel importante no desenvolvimento da acne, como evidenciado em estudos envolvendo famílias e gêmeos e diversos polimorfismos genéticos. Complementarmente, a epigenética merece ser mencionada e, são fatores de risco potenciais para a acne, os elementos que compõem o estilo de vida moderno, incluindo dieta, estresse, barulho, pressão socioeconômica, estímulo da luz e variados padrões de sono.

Quanto à apresentação clínica, a acne afeta áreas do corpo caracterizadas por alta densidade de glândulas sebáceas, como a face, o pescoço e o dorso. A lesão inicial é o microcomedão (invisível a olho nu) e, durante o curso clínico, mais lesões não-inflamatórias se desenvolvem, incluindo comedões fechados (pobres em melanina) e abertos (ricos em melanina), seguidos de lesões inflamatórias, tais como pápulas e pústulas, além de nódulos (mais profundos).

No que concerne ao tratamento, a combinação de retinoide tópico com um agente antimicrobiano (antibiótico tópico, oral ou peróxido de benzoíla) é recomendada como terapia de primeira linha para a maioria dos pacientes com acne, já que contemplaria múltiplos fatores patológicos das acnes inflamatória e não-inflamatória. Consistem em exceções a essa regra geral, a acne severa e a acne leve não-inflamatória, sendo esta última tratada exclusivamente com retinóide tópico, enquanto a forma severa deve suscitar uso precoce da isotretinoína via oral.

A fim de limitar a resistência aos antibióticos, a monoterapia antibiótica deve ser evitada e, na acne em transição de leve à moderada, os antibióticos tópicos devem ser associados ao peróxido de benzoíla e retinóide tópico. Já os antibióticos orais deveriam ser reservados para acne moderada a moderadamente severa, devendo o curso dos antibióticos tópicos e orais ser de curta duração.

A isotretinoína permanece sendo o tratamento de escolha para a acne severa, com acompanhamento das medidas de contracepção e monitoramento dos efeitos colaterais, tais como elevação de transaminases e triglicérides. Desde seu advento como terapia para acne severa, muito se discutiu sobre a droga atravessar a barreira hematoencefálica e, dessa forma, chegar ao cérebro, relacionando-se à piora ou ao desencadeamento da depressão. Contudo, a análise qualitativa de 9 estudos sobre eventos psiquiátricos não detectou aumento do risco de depressão em pacientes tratados com isotretinoína. Igualmente, outras duas revisões sistemáticas com metanálise avaliaram depressão em pacientes com acne e não detectaram risco aumentado pela exposição à isotretinoína. Na realidade, demonstrou-se redução dos níveis de depressão entre os pacientes que receberam abordagem mais "resolutiva" para acne severa quando comparados aos que receberam apenas terapias tópicas. O histórico pessoal e/ou familiar de depressão não contraindicam o uso da substância em doses diárias baixas, embora, nessas condições e quando houver flutuações do humor, deva ser instituído monitoramento do paciente e de seu comportamento na rotina diária junto ao psiquiatra.

Importante também destacar um paradoxo que se associa ao uso da terapia tradicional (tópicos e antibióticos orais) na acne. Surpreendentemente, apura-se que há uma piora no índice de qualidade de vida após 4 meses do início do tratamento tópico para acne, apesar da melhora clínica observada. Tal fato deve-se a uma progressiva frustração com a quão modesta é a melhora obtida, o que resulta até mesmo em maior abandono do tratamento (quando comparado às desistências daqueles que receberam isotretinoína).

Sendo a acne uma doença com grande prevalência, afetando 85% da população, não é de se admirar que a população como um todo tenha suas concepções (muitas vezes infundadas) sobre a doença e seu tratamento, e mesmo muitos profissionais da área da saúde apegam-se a mitos e a crendices. Nesse contexto, por exemplo, a literatura até oferece estudos abordando o uso de extratos vegetais no tratamento da acne leve à moderada, mas nunca destaca essa abordagem "branda demais" nos casos de acne severa. Da mesma forma, intervenções na dieta ou medidas de higiene nunca são defendidas como boas estratégias isoladas no manejo da acne severa, ainda que essa seja a percepção de muitos pacientes, familiares e profissionais da área da saúde.

Sabemos que a acne perturba o humor do paciente, mas poderia o estresse e a deterioração do humor também piorar a acne? Alguns autores detiveram-se nesse tema e a resposta é que "sim", sendo propostos os mais variados mecanismos para explicar a influência do estresse no curso da acne. O estresse crônico induz a produção de andrógenos nas glândulas adrenais, levando à hiperplasia das glândulas sebáceas e à ativação do eixo hipotálamo-hipófise-adrenal. Há um aumento nos níveis de cortisol através do aumento nos níveis de hormônio liberador de corticotrofina que, por sua vez, é capaz de estimular a produção de lipídeos nas glândulas sebáceas e de IL-6 e IL-11 nos queratinócitos, contribuindo para a inflamação. Além disso, frente ao estresse, os nervos periféricos liberam substância P ou peptídeo intestinal vasoativo, contribuindo para proliferação e diferenciação das glândulas sebáceas e síntese de lípides. Por fim, o estresse retarda em 40% a velocidade de reepitelização, afetando o reparo nas lesões de acne.

A acne não é uma condição que oferece risco à vida, porém, ela está fortemente associada a severos impactos psicológicos como, ansiedade, fobia social, irritabilidade, problemas na autoimagem, autoestima, depressão, pensamentos e tentativas de suicídio, disfunção social e sexual.

A maioria dos casos de acne aparece entre a adolescência e a fase adulta jovem. Essas etapas da vida são compreendidas por muitas mudanças biopsicossociais. É neste momento da vida que se busca uma inclusão ativa na sociedade, o conhecimento e o reconhecimento do meio em que se vive. O adolescente, por exemplo, está em busca de reconhecimento social que ultrapasse o núcleo familiar e há a necessidade de uma nova configuração dos papéis individuais e sociais. Muitas transformações corporais ocorrem nessa etapa, como o luto do corpo infantil e a reestruturação de um corpo adulto, o que pode gerar sofrimento e trazer inúmeras preocupações.

A imagem tem um lugar de extrema relevância na nossa sociedade. Nossa imagem pessoal é construída de forma multidimensional, através de aspectos fisiológicos, cognitivos e sociais, bem como de desejos e de atitudes emocionais. A percepção da autoimagem irá refletir na relação com os demais. Ela é uma representação visual do eu, que interfere na maneira como o sujeito percebe-se, reage e interage com o mundo. Uma doença de pele pode provocar impactos não somente físicos, mas também emocionais e sociais, afetando a vida dos seus portadores, e trazendo prejuízos na qualidade de vida e nos relacionamentos interpessoais. Muitas vezes, o que acaba prevalecendo é um sentimento grande de inadequação e de baixa autoestima.

Muller (2005) afirma que a pele age como um abrigo da individualidade, ou seja, protege e serve de fachada que se expõe a cada um de nós. Muitas pesquisas mostram que portadores de Psicodermatoses relatam sentimento de discriminação, ou rejeição em locais que frequentam, como no trabalho, na escola e na própria família. Segundo Azambuja (2005) há uma predisposição no aparecimento da acne em sujeitos com traços de personalidade depressiva, agressiva, rancorosa e irritada. O autor também afirma que é comum o aparecimento da acne durante um episódio estressante.

Uma estratégia de cuidados aos portadores de acne, ou Psicodermatoses que atingem diretamente a autoestima e a autoimagem, é a terapia em grupo. Para Müller, a terapia em grupo com indivíduos que estejam enfrentando as mesmas questões forma uma base segura para que haja compartilhamento de informações e de sentimentos, além de ser fonte de apoio, ao permitir que os envolvidos possam ver suas fraquezas e forças refletidas nos demais e ao perceber que todos sofrem e têm a mesma fonte de dor. Essa forma de terapia cria um ambiente onde o participante consegue falar de si e reconhecer-se nos demais. O grupo proporciona um espaço de ressignificação dos estereótipos e dos papéis desempenhados por eles. Sendo a adolescência e a fase adulto/jovem as que apresentam a maior prevalência de acne, torna-se importante pensar em estratégias de cuidado e terapias que promovam o pertencimento, acolhimento, reconhecimento e a construção de novos significados e simbolismos.

Capítulo **V**

Alopecia Areata:
a perda para o novo

Isabella Hostalácio Zorzetto
Gabriela Hostalácio

"*Quando podemos nos ver como realmente somos e nos aceitar, construímos o fundamento necessário para o amor próprio.*"
(Bell Hooks)

"*... fui perceber essa queda de cabelo somente no dia em que fui no cabeleireiro. Ele me mostrou no espelho uma grande falha e naquele momento me dei conta que já havia passado por isso na separação dos meus pais. Eu tinha uns 8 ou 9 anos e não lembro muito bem dessa fase, pois era muito nova. Não foi uma separação traumática e sofrida, eles se davam bem. Eu ficava 15 dias com um e depois 15 dias com o outro. Sinceramente, não faço ideia do porquê eles se separaram. As lembranças que tenho são de momentos bons e não me recordo de nada diferente disso. Acho que perdi os cabelos porque eu nadava muito, vivia na água da piscina da casa dos dois. Imagina minha alegria em nadar em duas piscinas diferentes. Era uma felicidade dobrada. Hoje não sou tão cuidadosa com meus cabelos. Nunca pintei e não sei se tem algum produto que possa estar causando isso. Talvez as porcarias que ando comendo possam interferir também. De resto tudo tem caminhado muito bem. O trabalho segue naquelas que você já sabe né...pressão, resultado,* *meta, mas já estou lá há tanto tempo que isso nem me atinge mais. Na semana que vem não vou conseguir vir na sessão, acho que não mencionei, mas meu filho está fazendo alguns exames e a escola está suspeitando de TDAH. Estou na correria, pois tenho que levá-lo em vários médicos até fechar o diagnóstico. Tirando esse malabarismo com os horários das consultas eu estou tranquila... tem tratamento, então está tudo bem."*

"... depois que percebi a queda dos pelos da sobrancelha eu fiquei com medo. Já não me reconhecia no espelho e cheguei até a esconder os espelhos do banheiro, pois não queria mais me ver. Aos poucos, parei de querer sair e recusei vários convites dos meus amigos. Tenho certeza que eles vão perguntar se eu estou doente e vão me olhar estranho. Tem dias que me pego chorando sem parar, até faltar o ar. Já pensei que se o tratamento não me ajudar, não quero viver mais, pois não tenho como viver assim. Me pergunto todos os dias porque isso aconteceu comigo. Fico ansioso e não consigo me concentrar em mais nada.. está difícil seguir."

A alopecia areata (AA) é uma forma comum de alopecia não cicatricial que tem como alvo os folículos pilosos, podendo acometer o couro cabeludo e/ou corpo sem apresentar sinais inflamatórios.

A etiologia da AA ainda é um enigma, apresentando muitas hipóteses como: causas infecciosas (casos relatados de epidemia em orfanatos), vacinas, alterações hormonais na gravidez ou menopausa e suscetibilidade genética com forte histórico familiar mostrado em estudos de alelos de genes funcionais na região HLA (HLA-DQB1, HLA-DRB1, HLA-A, HLA-B, HLA-C, NOTCH4, MICA), bem como genes fora do HLA. O alelo HLA-DQB1* 03 pode ser considerado um importante marcador de suscetibilidade à doença.

Essa Psicodermatose apresenta-se como uma inflamação dos folículos pilosos mediada por leucócitos que foi descrita há mais de um século, mas o envolvimento do sistema imunológico na patogênese da doença começou a ser descrito a partir do final da década de 1950, quando muitas doenças autoimunes foram identificadas nesses pacientes. Doenças da tireoide (hipertireoidismo, hipotireoidismo e tireoidites), lúpus eritematoso, vitiligo, doença inflamatória intestinal e artrite reumatóide estão associadas à AA.

Além disso, outras doenças inflamatórias dermatológicas também foram associadas a essa patologia, como a dermatite atópica e o líquen plano, e nas formas mais graves da doença pode ocorrer um acometimento ungueal com depressões cupuliformes gerando traquioníquia.

O impacto psicológico e social dos cabelos vai além de seu significado biológico. Os efeitos negativos da AA no bem-estar social, emocional e na saúde mental foram evidenciados por índices de qualidade de vida em diversos estudos. Muitos pacientes relatam um evento estressante antes do início da doença ou de suas recaídas.

A doença tem incidência em cerca de 2% da população geral, sem predileção por sexo e etnia, e em torno de 60% dos doentes apresentam o primeiro episódio da doença antes dos 40 anos.

Embora existam muitas formas clínicas, a condição geralmente apresenta-se como uma perda de cabelos e/ou pelos de formato arredondado ou ovalado. Também é possível a formação de lesões adicionais, coalescendo múltiplas áreas de perda de cabelo ou eventualmente envolvendo todo o couro cabeludo, conhecido como alopecia total. Outros padrões menos frequentes de AA incluem o padrão ofiásico, em que há perda de cabelo nas faces posterior e laterais do couro cabeludo e o padrão sifaiso que seria a perda inversa da ofiásica, poupando as laterais do couro cabeludo e afetando a zona central.

A queda de cabelo pode se apresentar em qualquer parte do corpo, envolvendo áreas como os cílios, sobrancelhas, barba e região pubiana. A doença pode progredir até o ponto de queda global do cabelo e de todos os pelos, conhecida como alopecia universal.

O diagnóstico é clínico, podendo muitas vezes ser realizado com a dermatoscopia. Esta, contribui para o diagnóstico diferencial de outras patologias que provocam queda dos cabelos e dos pelos. Um achado patognomônico é o fio de cabelo em ponto de exclamação ou "cadavérico", mostrando um afinamento na ponta do fio, pontos amarelos e pontos pretos.

O exame anatomopatológico também pode ser realizado para diagnóstico diferencial e revela um infiltrado inflamatório linfocitário peribulbar, conhecido como "enxame de abelhas" (com células T CD8+) e uma diminuição significativa dos pelos terminais associada ao aumento de pelos tipos velus. Exames complementares como hemograma, FAN, VDRL, TSH, T4 livre, glicemia de jejum, anti-TPO, antitireoglobulina, 25-OH vitamina D, vitamina B12, zinco, ferritina e proteína C-reativa podem ser requisitados.

A maioria dos pacientes apresentará mais de um episódio durante a vida, acometendo os mesmos locais pilosos ou outros novos. O crescimento espontâneo dos fios ocorre em muitos pacientes e, por isso, aguardar essa repilação pode ser uma opção ao invés de entrar com tratamentos tópicos ou sistêmicos.

Diversos tratamentos são propostos, dependendo da gravidade e da forma de acometimento. São opções de tratamento o uso de corticoterapia intralesional, corticoides tópicos em forma de loções capilares, minoxidil tópico, imunoterapia tópica com difenciprona e a fototerapia. Tratamentos sistêmicos com pulsoterapia de corticoides, metotrexato em baixas doses, ciclosporina e azatioprina também são propostos como opção terapêutica. Atualmente, os inibidores da Janus quinase (JAK) estão sendo avaliados em estudos.

O dano estético causado pela alopecia areata afeta principalmente crianças e mulheres, e os níveis de estresse psicológico, assim como a frequência de doenças e sintomas psiquiátricos são mais altos em pacientes adultos com AA.

Sendo assim, é importante a abordagem e o seguimento do paciente integralmente, avaliando não só a lesão clínica, mas também o comprometimento psicológico que a doença pode acarretar. Uma boa conversa com o paciente que padece de alopecia areata começa pela discussão de seus aspectos relacionados, sobre os fatores desencadeantes, das chances de repilação e o tratamento que será proposto. Mais da metade dos pacientes acredita que seu comportamento pode determinar uma melhora ou piora da doença. Esse olhar poderá contribuir para um resultado não só estético com a repilação, mas também de um cuidado emocional com encaminhamento do mesmo para terapias indicadas para sua melhora integral.

Sendo a etiologia da AA multifatorial, o quadro psicológico, os fatores relacionados ao estresse, tensão ou trauma estão muitas vezes ligados ao surgimento da doença. Os sujeitos acometidos pela doença apresentam, em sua maioria, uma grande vulnerabilidade para enfrentar situações angustiantes e muitos não conseguem reconhecer os gatilhos causadores do estresse e da tensão ou não conseguem se apropriar de alguma experiência traumática. Eles não se percebem dentro das situações de sofrimento e parece haver uma dificuldade na associação simbólica do sofrimento angustiante vivido. Os pacientes com AA tendem a apresentar características de alexitimia, que significa *"sem palavras para as emoções"*, ou seja, apresentam um déficit na consciência e na identificação de seus estados emocionais. São pessoas que se comunicam muito bem, porém apresentam problemas para se conectar, comunicar e identificar suas emoções e sentimentos. Muitos usam sua inteligência como defesa, a fim de evitar seus próprios estados emocionais. Como não conseguem associar esses sentimentos, nem os vivenciar, a evasão encontrada é a somatização por meio do corpo físico, através da queda dos cabelos ou pelos. Esses pacientes gritam por socorro silenciosamente, pedem sem palavras a ajuda externa e precisam do olhar do outro sobre si para se reconhecerem. O próprio sujeito não se dá conta ou demora muito tempo para perceber as falhas no cabelo ou em partes do seu corpo. A grande maioria acaba sendo identificada por pessoas externas como médicos, cabeleireiros, algum familiar…

O cabelo e os pelos possuem uma função de proteção da pele e a perda desses dois elementos pode ser interpretada como uma sinalização de desproteção. Muitos indivíduos que apresentam essa doença possuem históricos familiares complicados como mães ausentes, pais pouco disponíveis, vínculos frágeis, experiências de privação, abandono, rejeição e separação. Carregam vivências onde não se sentiram vistos e/ou reconhecidos e se percebem desprotegidos pelo ambiente do qual não podem confiar.

O aparecimento da primeira perda dos cabelos/pelos pode ocorrer de forma discreta, o que contribui para que o sujeito demore a procurar ajuda. A procura se dá inicialmente no consultório do dermatologista e muitos pacientes chegam para terapia na busca de ajuda com os fatores secundários da doença, como baixa autoestima, depressão, isolamento social, pensamento suicida, ansiedade e medo. Esses sofrimentos psíquicos estão, em sua maioria, como consequências da alopecia areata e não como causa. A AA aparece no consultório terapêutico como queixa principal, em grande parte, apenas quando há um encaminhamento específico do médico dermatologista. Nesses casos, a terapia será um desafio, pois estes pacientes não entendem o porquê deste encaminhamento, chegando muitas vezes desconfiados e afirmando não haver relação alguma entre suas emoções e seus sintomas físicos. Ultrapassada a barreira da resistência e da desconfiança, as sessões podem contribuir no controle, tratamento e cura dos sintomas, por isso, uma abordagem integrativa dos casos torna-se tão importante. Identificar a problemática antes de estar atribuída a fatores secundários pode ajudar diretamente na recuperação dos pacientes.

Como nesses sujeitos há uma dificuldade em abrir espaço para a narrativa da sua angústia, muitos chegam para a terapia sem conseguir se associar e se apropriar dos seus sentimentos estressores e angustiantes. Muitas vezes, há nesses sujeitos uma negação sobre os fatos traumáticos e assim as sessões podem parecer tranquilas, sem grandes perturbações. Na maioria dos casos, a narrativa desses fatos se faz de forma minimizada ou quase inexistente. Existe da parte do sujeito um esforço enorme para manter seu sofrimento encoberto, podendo assim se manter no controle, afastando qualquer elemento de dificuldade.

A terapia pode tomar rumos mais intelectualizados e os discursos apresentados tendem a ser mais racionais. Muitas vezes, essa é a forma que o paciente busca para se proteger e resistir ao tratamento. São sujeitos que tendem a resolver tudo, a garantir que estão bem, possuindo pouco espaço interno para trabalhar elementos negativos, tristes e angustiantes. Quando os casos estão atribuídos a fatores secundários como depressão, ansiedade e medo, o relato tem como foco descrever esses sentimentos, fazendo poucas conexões com os fatores anteriormente vividos, demonstrando uma grande dificuldade em buscar associações que possam ajudá-lo a entender a doença.

A intervenção psicológica para o tratamento desses pacientes tem como finalidade proporcionar um ambiente confiável. Winnicott (1896-1971), médico e psicanalista inglês, descreve em seus trabalhos que um dos papéis do analista é atender as necessidades do paciente a fim de ajudá-lo a amadurecer suas questões emocionais. Muitas vezes, a interpretação do sintoma pode atingir apenas o aspecto racional e intelectualizado do paciente, sendo necessária uma abordagem direcionada ao manejo e a validação do sofrimento narrado.

É importante ir construindo, juntamente com o paciente, a sua história, através dos seus marcos de sofrimento e sintomas, como se fosse um quebra-cabeça, auxiliando e trazendo para a consciência do paciente as conexões dos seus sintomas com suas emoções. Assim, o paciente poderá vivenciar junto com o analista, talvez pela primeira vez, seus estados angustiantes, podendo a partir dessa experiência da análise abrir-se para o novo.

Capítulo VI

Delírio de Infestação: o imaginário na pele

Gabriela Tranquillini
Gustavo Quirino

"E aqueles que foram vistos dançando foram julgados insanos por aqueles que não podiam escutar a música."

(Nietzsche)

"... doutora, você precisa tratar desses bichinhos urgentemente, senão eles vão me deixar louca! Sinto eles andando embaixo da minha pele, principalmente quando estou tentando descansar no sofá ou na cama... Eu já vi como eles são...são vermelhinhos. Olhe aqui! Eu arranquei um para trazer para você, pois quando eu conto pro meu marido ele olha e não vê nada. Fala que é tudo coisa da minha cabeça."

"... Eu sei quando essas picadas começaram. Foi depois que fiz a faxina no quartinho da bagunça. Tenho certeza que estava infestado de pulgas. Desde então, sinto elas andando e me picando durante todo o dia, além de atrapalhar meu sono também. Acho que meu sangue é doce, pois até agora meu esposo não tomou nenhuma picada. Eu tirei uma foto do bichinho para você ver. Ele é muito pequeno e acaba se desmanchando de tanto eu coçar. Já tomei remédio para coceira, mas não resolveu nada. Preciso acabar com essa praga."

O delírio de infestação (DI) é a psicose hipocondríaca monossintomática mais comum na dermatologia. Pacientes com infestações delirantes apresentam um transtorno em que eles estão totalmente convencidos de que algum patógeno, vivo ou inanimado infestou seu corpo, apesar das evidências objetivas sugerirem o contrário. Trata-se de uma doença geradora de grande sofrimento e automutilação, na tentativa de eliminar o agente causador. Muitos pacientes são relutantes em consultar um psiquiatra, porém as medicações antipsicóticas apresentam uma alta taxa de resposta.

A descrição inicial da doença foi em 1894, por Thibierge com o nome "lesacarophobes" e durante os anos seguintes outros termos foram usados como parasitofobia, delírio de parasitose, síndrome de Ekbom e doença de Morgellons. Em 2010, Bewley *et al* propuseram o termo Delírio de Infestação (DI), incluindo pacientes com a crença delirante de infestação por qualquer tipo de patógeno, vivo ou inanimado.

Trata-se de um distúrbio raro, com uma incidência estimada de 1,9 a cada 100.000 pessoas por ano e com uma prevalência desconhecida devido à falta de pesquisas epidemiológicas. Há estudos mostrando que a idade de início é bimodal, com pico de prevalência entre 20 e 30 anos de idade e depois em maiores de 50 anos de idade. A idade média no diagnóstico foi aos 61 anos. Há uma distribuição igual entre homens e mulheres abaixo dos 50 anos, mas acima desta idade, as mulheres são afetadas cerca de 2,5 vezes mais. Cerca de 8 a 14% dos pacientes têm um membro da família ou um amigo próximo que compartilham sintomas semelhantes, chamado de "*folie à deux*" ou desordem psicótica compartilhada e quando o paciente acredita que um membro da família está sofrendo da doença, ao invés de si mesmo, então é chamado de DI por procuração.

As características clínicas descritas pelo paciente incluem sensações de picadas, mordidas, rastejamento, "alfinetadas e agulhadas", além de um elaborado ciclo de vida dos seus "parasitas", associados à ansiedade e ao sofrimento psicológico. Os indivíduos afetados pela doença empregam vários métodos de erradicação do suposto agente de infestação e podem infligir danos consideráveis à pele. Alguns pacientes também acreditam que o seu ambiente está infestado e empregarão métodos na tentativa de erradicá-los. Pacientes com DI acreditam estarem infestados por parasitas ou outros patógenos como bactérias, vírus ou vermes. Entretanto, alguns estão convencidos de que estão revestidos por materiais como fibras, filamentos, fios e partículas. Outras queixas incluem as alucinações táteis (sensação de pinicação, ardor e/ou prurido) e auditivas (zumbido). O paciente psicótico fantasia as imagens corporais através de sensações corporais não reais, desintegração corporal e somatizações. Desta forma, seu ego corporal fica fragmentado e despersonalizado, em suma, estranho.

No exame físico visualizamos escoriações na pele, em geral, de pequenos nevos (pintas) ou outras lesões dermatológicas benignas. Cerca de 48 a 75% dos pacientes trazem amostras do presumido patógeno (partículas de pele ou cabelo e raramente, insetos) como prova de sua infestação na tentativa de convencer seus médicos, sinal conhecido como "sinal da caixa de fósforos, da amostra, de saquinho ou sinal do espécime". A análise das amostras revela escamas cutâneas, detritos orgânicos e inorgânicos, fiapos, plantas, insetos reais, cabelos, pelos e fezes. Os pacientes tentam remover os micro-organismos e erradicar a suposta infestação usando pesticidas, produtos de limpeza, cremes, medicamentos tópicos, manipulando a pele com as unhas ou ferramentas como agulhas e facas, produzindo erosões, ulcerações, nódulos pruriginosos, liquenificação ou infecções secundárias.

De acordo com o DSM V (Manual Diagnóstico e Estatístico de Transtornos Mentais – 5ª edição) o Delírio de Infestação é considerado um transtorno delirante do subtipo somático (aplica-se quando o tema central do delírio envolve funções ou sensações corporais) e apresenta as seguintes características:

A. A presença de um delírio (ou mais) com duração de um mês ou mais;

B. O Critério A para esquizofrenia jamais foi atendido;
Nota: Alucinações, quando presentes, não são proeminentes e têm relação com o tema do delírio (p. ex., a sensação de estar infestado de insetos associada a delírios de infestação).

C. Exceto pelo impacto do(s) delírio(s) ou de seus desdobramentos, o funcionamento não está acentuadamente prejudicado e o comportamento não é claramente bizarro ou esquisito;

D. Se episódios maníacos ou depressivos ocorreram, eles foram breves em comparação com a duração dos períodos delirantes;

E. A perturbação não é atribuível aos efeitos fisiológicos de uma substância ou a outra condição médica, não sendo mais bem explicada por outro transtorno mental, como transtorno dismórfico corporal ou transtorno obsessivo-compulsivo.

Trata-se de um delírio "encapsulado" ou monossintomático, ou seja, o paciente experimenta um único tipo de ilusão. O DI primário se desenvolve sem qualquer causa física ou psiquiátrica associada e corresponde a cerca de 23% dos casos, enquanto o DI secundário ocorre em um contexto de um distúrbio subjacente, como o uso indevido de substâncias, doenças psiquiátricas, efeitos colaterais de medicamentos e anormalidades cerebrais físicas ou estruturais.

O diagnóstico adequado requer uma anamnese e exame físico completos, bem como a inclusão nos critérios diagnósticos. Exames laboratoriais, biópsias de pele, exame das amostras dos espécimes e exames de imagem ajudam a descartar causas orgânicas, a construir uma boa relação médico-paciente e até mesmo aceitar a necessidade de um tratamento psiquiátrico. O diagnóstico diferencial deve ser feito com doenças cutâneas primárias, como escabiose e estrófulo e com outras etiologias causadoras de psicoses (psicoses secundárias), ou seja, pacientes que têm sintomas de DI como consequência a uma outra doença:

- transtornos psiquiátricos que podem ter o DI como coadjuvante (esquizofrenia, depressão psicótica, transtorno obsessivo compulsivo, tricotilomania, hipocondria, dermatite factícia);
- demências, malignidades, doenças endócrinas, renais, hepáticas, reumatológicas, neurológicas, vasculares;
- deficiência de vitamina B12 e gestação;
- psicoses induzidas por drogas (cocaína, anfetaminas e canabinóides);
- medicamentos que aumentam a dopamina: agonistas diretos (biperideno, ropinirol, carbegolina, pramipexol) ou NMDA antagonistas: amantadina, topiramato, entre outras.

As comorbidades mais observadas foram as doenças psiquiátricas (depressão e ansiedade) e o abuso de substâncias. Um estudo avaliou o impacto psicológico na vida desses pacientes e mostrou altos níveis autorrelatados de ansiedade e de depressão, níveis moderados a graves de preocupação com a aparência e uma baixa qualidade de vida. Um dado importante é que cerca de 8 a 21% dos pacientes com transtornos delirantes apresentam comportamentos suicidas, uma taxa semelhante aos pacientes com esquizofrenia.

Bons resultados com o tratamento podem ser conseguidos através da abordagem holística do dermatologista com a construção de uma relação terapêutica de confiança entre o médico e o paciente. Essa relação é um desafio, pois a maioria dos pacientes já tiveram experiências ruins com outros médicos e acham que seu sofrimento não foi abordado com seriedade. Devemos investir nessa relação, já que esses pacientes dificilmente aceitarão o diagnóstico e/ou encaminhamento ao psiquiatra logo de início. Não devemos confrontar o paciente ou tentar convencê-lo da realidade, pois esta atitude pode prejudicar a relação, dificultando que o paciente fale sobre seu sofrimento e aceite iniciar com alguma medicação psicotrópica.

Algumas dicas podem facilitar o acolhimento inicial do paciente com suspeita de DI:

1. A consulta com um paciente delirante sempre será mais longa e desafiadora. Se possível, reservar um tempo maior na agenda;
2. Empatia sempre! Mesmo que a história do paciente seja bizarra e parecer absurda. Não esquecer de todo sofrimento envolvido na vida daquele paciente;
3. Nunca minimizar os sintomas para o paciente, por exemplo: "isto é coisa da sua cabeça" ou "fique feliz, porque não é nada grave". Este tipo de comentário poderá causar irritabilidade e até mesmo risco de agressividade por parte do paciente;
4. Evitar usar palavras como "psicótico", "psicológico", delírio"... O paciente delirante não tem crítica da sua alteração do pensamento. A grande característica do delírio é a extrema certeza apresentada pelos pacientes;
5. Não se esquecer de avaliar o risco de suicídio e o uso de drogas;
6. Sempre tranquilizar os familiares, mantê-los informados sobre o diagnóstico e orientá-los da importância de evitar o confronto com o paciente.

De acordo com Patel&Koo, o tratamento farmacológico só deve ser administrado após estabelecer um bom relacionamento com o paciente, porém o atraso de um tratamento efetivo pode levar a um pior prognóstico. Alguns argumentos como "alívio do prurido" e "redução do estresse", podem ajudar o paciente a se convencer a fazer uso da prescrição e, se possível, deve-se tentar prescrever os antipsicóticos na primeira consulta.

Pacientes com DI normalmente respondem a doses mais baixas de medicações antipsicóticas quando comparados a pacientes com esquizofrenia ou outros transtornos psicóticos. Por anos, a pimozida foi sugerida como a primeira linha para o tratamento, porém, devido aos efeitos colaterais extrapiramidais desfavoráveis, a síndrome neuroléptica maligna e o prolongamento do intervalo QT, os antipsicóticos de segunda geração como a risperidona, olanzapina, quetiapina e aripiprazol têm sido preferidos (melhor perfil de segurança). Nenhum estudo avaliou se há diferença na eficácia entre os antipsicóticos típicos e os atípicos e, portanto, a escolha da medicação deve sempre levar em conta a possibilidade dos efeitos colaterais e também a "preferência" do paciente. A risperidona geralmente provoca hiperprolactinemia, galactorréia, alteração da menstruação e dor mamária em mulheres jovens. Nos homens, pode provocar ginecomastia e importante diminuição da libido. A olanzapina pode provocar dislipidemia e grande aumento de peso mesmo em doses baixas. A quetiapina e o aripiprazol apresentam perfis mais favoráveis em doses baixas, com menores índices de efeitos colaterais. A saber, os antidepressivos também têm sido utilizados no gerenciamento dos sintomas de depressão associada ao DI.

Há evidências limitadas com relação a dose e a duração dos agentes antipsicóticos, mostrando que um tratamento prolongado se faz necessário para evitar recidivas. Um consenso geral na psiquiatria sobre o tratamento das psicoses sugere a manutenção do antipsicótico pelo tempo mínimo de dois anos após a estabilização do quadro.

Cerca de 85% a 98% dos dermatologistas já tiveram pelo menos um paciente com esse diagnóstico durante a sua jornada. Um estudo de 2007 mostrou que apenas 15,3% dos dermatologistas prescreviam esse tipo de medicação, em contraste com o estudo de 2018 em que 49% dos dermatologistas prescreviam algum psicofármaco. Esta evolução na prescrição dos psicotrópicos pelos dermatologistas se faz necessária já que a taxa de recuperação do DI apenas com tratamento dermatológico (sem psicofarmacoterapia) ocorre em torno de 10% dos casos. Os resultados de estudos feitos em clínicas de Psicodermatologia apresentaram sucesso em 75%, com recorrência dos sintomas em 33% dos pacientes que interromperam o tratamento.

Embora o tratamento de primeira linha para DI seja um medicamento antipsicótico (voltado para o tratamento do delírio e das alucinações), as avaliações psicológicas podem oferecer outro caminho para esses pacientes, tanto para tratar a crença delirante quanto para tratar as comorbidades psiquiátricas e psicossociais relevantes no desenvolvimento e na manutenção do transtorno. A terapia pode ajudar o paciente a fazer conexões entre seus pensamentos, emoções e comportamentos, melhorar o funcionamento social, lidar melhor com a vida e gerenciar seus sintomas ansiosos e depressivos.

Capítulo **VII**

Dermatite Atópica: a pele expressando afeto

Isabella Hostalácio Zorzetto
Gabriela Hostalácio

"Todos temos tendência a somatizar toda vez que as circunstâncias internas ou externas ultrapassam os nossos modos psicológicos de resistência habituais."

(Joyce McDougall)

"...ela sempre foi a melhor aluna da escola e nunca me deu trabalho. Sempre muito independente, sabe? Às vezes, nem parece a idade que tem. Ela sempre foi muito madura desde novinha e eu nunca precisei dar muitas broncas. Ela sempre soube das coisas, o que podia e não podia fazer. Quando eu saía com ela, tinha muito orgulho, porque ela não aprontava nada e ficava sentada com a gente. Uma belezinha Dr. Ela sempre foi muito dedicada, perfeccionista e estudiosa e isso sempre provocou muita inveja das colegas dela. O problema era quando entrava o verão e os convites para nadar nas casas dos amigos. Elas sabiam que o ponto fraco dela era a pele, pois ela nunca estava perfeita e sempre tinha alguma lesão. Isso acabava com a autoestima da minha filha e ela tentava compensar essa "deficiência" sendo melhor em todas as outras coisas."

"... nasceu assim Dra: doente. Quando menor ele tinha alergias e problemas respiratórios. Corria com ele para o pronto socorro dia sim dia não, sempre me dando trabalho. Agora ele começou com isso na pele. Ele fica agressivo, sabe, está sempre irritado. Minha sorte é que quem acaba olhando ele o dia todo é a minha mãe, pois tive que voltar a trabalhar. Quando ele nasceu, eu estava sozinha, o pai já tinha ido embora. Eu queria uma menina e levei um susto quando ele veio. Ele é a cara do pai. Eu ainda olho e não acredito! Dá trabalho igual o pai dava... vou te contar Dra: não é fácil não."

"... tenho poucas recordações da minha mãe. Acho que ela teve depressão pós-parto e eu acabei ficando muito na creche e com a vizinha. Ela estava sempre fora de casa, então tenho dificuldade em lembrar de momentos com ela. Parece que somos duas estranhas. Meu pai era mais presente, mas trabalhava muito. Lembro que quando comecei com as feridas na pele, ele me levava no seu trabalho e me ajudava a curar. Elas pioravam quando eu ficava com medo ou quando tinha alguma tarefa na escola. Hoje eu percebo que quando estou mais estressada é batata, volta tudo!"

A dermatite atópica (DA) é uma doença dermatológica crônica e recorrente em que o paciente normalmente apresenta lesões eczematosas com distribuição típica, acompanhado de prurido e xerose importantes, que induzem a formação de lesões liquenificadas nesses locais, configurando a cronicidade da doença.

A doença afeta de 10 a 20% das crianças mundialmente, e a persistência dela na vida adulta ocorre em uma minoria (cerca de 2 a 3%), com aumento devido à urbanização da população. Pacientes com doença persistente muitas vezes apresentam lesões mais graves e de difícil controle na infância, acometendo a região de cabeça e pescoço e que se iniciaram nos primeiros anos de vida. O paciente pode apresentar a tríade atópica, composta pela dermatite, asma e rinite e isso atinge mais ou menos 30% dos pacientes ou apenas a dermatite atópica, que também seria em 30% desses pacientes.

A etiologia da doença é multifatorial e a disfunção da barreira da pele é considerada uma causa extremamente importante, pois a pele é um órgão com capacidades metabólicas e endócrinas de troca entre o ambiente interno e externo. Essa disfunção de barreira decorre dos defeitos de proteínas como a filagrina, queratinas e transglutamases, responsáveis pela estruturação dos queratinócitos. A alteração dessa osmolaridade da pele facilita a penetração de alérgenos e de microorganismos, aumentando a perda transepidérmica.

Atualmente, outras causas têm sido associadas a essa patologia, como as imunológicas. Essas descobertas têm permitido propostas de novos tratamentos aos pacientes com doença de difícil controle. A resposta imune do tipo 2 com a produção de citocinas como as IL- 4 e IL-13 reduzem a expressão da filagrina, levando aos defeitos de barreira cutânea e produzindo prurido. Essa resposta do tipo 2 não é a única que ocorre no paciente com dermatite atópica. Foi relatado que a IL-17 também reduz a expressão da filagrina e involucrina, sendo mais encontrada na dermatite atópica intrínseca com níveis de IgE normais. A IL-22 também é regulada na pele de pacientes com dermatite atópica e normalmente está associada à disfunção da barreira cutânea e a marcadores epidérmicos anormais. Essa resposta Th2 também influenciará na alteração na matriz lipídica que é composta de ceramidas, ácidos graxos de cadeia longa e colesterol, contribuindo também para que não ocorra a perda da água transepidérmica (TWEL).

Grande parte desses pacientes apresentam piora da doença com o contato com algumas substâncias que podem ser detectadas em exames para identificar a IgE aumentada através do rast, exame de sangue e pricktest (Resposta tipo I de Gell e Coombs).

Muitos estudos atuais sobre microbioma têm sido publicados. A diminuição da diversidade bacteriana, associada ao aumento de *Staphylococcus*, *Corynebacterium* e a redução de *Streptococcus* e das bactérias produtoras de ácidos graxos de cadeia curta como as Bifidobactérias, também influenciam na doença e, por isso, tratamentos com o uso de probióticos têm sido propostos. Estudos mostram que pacientes com doença mais grave estariam relacionados a uma maior predominância de *S. aureus*, enquanto os pacientes com doença menos grave o *S. epidermidis* seria o mais frequente.

Uma causa que muitas vezes não é valorizada durante a consulta dermatológica, mas necessita que o olhar seja desenvolvido pelos médicos é o de que a exacerbação da doença pode ocorrer devido ao estresse emocional. Autores relacionaram a estreita interação da piora da doença com os aspectos emocionais apresentados pelos pacientes e sugeriram que a DA também poderia ser considerada uma doença psicossomática, pois era possível reconhecer uma limitação na expressão e nomeação dos sentimentos. McDougall refere-se à doença como uma forma não verbal da expressão de seus conflitos emocionais.

De acordo com Sampaio e Rivitti é inegável que os aspectos psicológicos exercem influência nas doenças de pele, podendo assim intensificar ou iniciar tais afecções cutâneas. Tal influência emocional reflete-se nos sintomas comportamentais das crianças com DA. O estudo conduzido por Fontes Neto aponta dificuldades comportamentais e emocionais como ansiedade, depressão, insegurança, teimosia e agressividade. O estresse psicológico afeta a função de barreira da pele e os comportamentos de coçadura traumatizam a integridade epidérmica e ocasionam um círculo vicioso. Essa coceira crônica apresenta muitas vias neurais em comum com a dor crônica, como a sensibilização periférica e central das fibras nervosas e essas duas condições respondem de forma semelhante ao estresse agudo.

A cronicidade da doença afeta também os familiares e cuidadores dos pacientes. O impacto da doença pode alterar o curso de vida das pessoas afetadas, ecoando ao longo das décadas.

O tratamento tem como principal medida a diminuição da perda transepidérmica, que pode ser obtida com orientações aos pacientes e aos familiares sobre medidas de mudança de hábitos durante os banhos, os quais devem ser rápidos, com água em temperatura mais morna, com sabonetes que se sejam parecidos com o pH da pele, de preferência líquido e syndets (sabonetes que mais se aproximam ao pH da pele – 4,5-5,5). É necessário o uso de hidratantes para repor o manto lipídico alterado, diminuir o TEWL e manter a barreira cutânea, impedindo assim o aumento de bactérias como o *Staphylococcus aureus* que produz proteases que degradam a desmogleína 1.

As principais medicações utilizadas são os corticoides tópicos e os inibidores tópicos de calcineurina (tacrolimus e pimecrolimus). Estes inibem a ativação de células T dependentes de calcineurina, levando à regulação negativa de citocinas pró-inflamatórias.

Imunossupressores sistêmicos como ciclosporina, metotrexato e aza-tioprina são usados em pacientes que apresentam cronicidade da doença ou com sintomas graves, mas devido aos efeitos colaterais dessas drogas existem muitas limitações para o seu uso.

Atualmente existem medicações (biológicos), desenvolvidos para pacientes com dermatite atópica moderada a grave, que direcionam as vias imunes polarizadas. Como exemplo, citamos o dupilumab, um anticorpo monoclonal humanizado que bloqueia IL-4 e IL-13. Sua eficácia clínica ocorreu sem preocupações significativas quanto à segurança em pacientes adultos com DA.

A fototerapia pode ser benéfica, mas devido aos riscos da exposição à luz e à cronicidade da doença, pode não ser uma boa opção de tratamento, assim como o uso de antibióticos sistêmicos e tópicos que eram usados para erradicar bactérias da pele. Seu uso em longo prazo apresenta limitações devido à indução de resistência aos microorganismos e ao impacto negativo sobre as bactérias comensais.

Probióticos podem ser utilizados na prevenção e tratamento da DA por meio da modulação das respostas imunes do hospedeiro. Os estudos ainda mostram controvérsia desses benefícios apenas em pacientes que apresentam estado imunologicamente ativo, altos níveis de imunoglobulina E total e aumento da expressão do fator de crescimento transformador β e células Treg.

A presença do estresse psicológico associado a crises de coceira na DA apresenta algumas sugestões de intervenções psicofarmacológicas na literatura que podem ser eficazes. A abordagem medicamentosa, prevenção de quadros intensos e o olhar sobre a alteração psicológica do paciente precisam ser discutidos com o mesmo e com seus familiares, para que o tratamento completo seja realizado.

A angústia é considerada a principal origem de todos os nossos sintomas. Na psicanálise, o sintoma é considerado como a forma que o indivíduo encontrou para se comunicar, viver e sobreviver, de ser e estar no mundo. O olhar psicanalítico irá sempre percorrer para além desse sintoma. As manifestações psicossomáticas, dentro da perspectiva psicanalítica, entendem que esse é um sintoma que representa a dificuldade que o indivíduo apresenta em simbolizar e verbalizar seu sofrimento, gerando assim uma manifestação física. Considerando aqui o quadro da DA, podemos entender então que o indivíduo passa a colocar na pele suas angústias. Pesquisadores como Dias (2007) consideram a pele como o órgão que intermedia a nossa relação com o outro, onde as nossas vivências emocionais podem ser representadas. A pele é nosso palco de conflitos e de emoções.

Autores apontam a relação familiar em conexão direta com os casos de Psicodermatoses. Afirmam que o adoecimento da pele estaria associado ao modelo patológico de relação objetal internalizada. Em seus estudos, os autores relatam que genitoras simbióticas (aquelas que tendem a colocar o filho em um papel de dependência para além do que realmente se precisa) geram prejuízos no desenvolvimento da sua elaboração psíquica, e genitoras rejeitadoras (aquelas que não desenvolveram junto ao filho o papel de ambiente seguro), estão quase sempre presentes nos casos de adoecimentos da pele. Alguns estudos psicanalíticos associam que as crianças que não tiveram as necessidades de estimulação tátil e cutânea devidamente fornecidas podem desenvolver uma tendência a regredir em seu desenvolvimento emocional com o desenvolvimento ou ressurgimento dos sintomas relacionados à pele.

Kreisler descreve em seus trabalhos um caso de DA infantil no qual a figura materna apresentava longos episódios de depressão, ficando assim impossibilitada de atender as necessidades psíquicas do bebê. O autor afirma que muitas patologias psicossomáticas precoces apresentam-se como resultado de um conflito entre mãe e bebê.

Winnicott dedicou seus estudos e trabalhos no desenvolvimento infantil, tendo como enfoque o olhar sobre os cuidados maternos. Afirmou, assim como Freud e Melanie Klein, que a criança nasce desamparada, e trouxe dentro da sua Teoria do Amadurecimento, a importância que o ambiente exerce para desenvolver e integrar o bebê. Winnicott descreveu que a mulher, ao dar à luz, entra em um estado denominado "preocupação materna primária", que é a capacidade que a mãe desenvolve de estar em um estado de sensibilidade com seu bebê. A mãe identificada com seu bebê passa a atender suas necessidades, sendo suficientemente boa, nem em demasia (que poderia ser entendida como invasão pelo bebê), nem em falta (que seria vivenciado como desamparo). Essa relação mãe-

-bebê proporciona a integração do corpo e da mente, soma e psique. Segundo o psicanalista, quando há repetidas falhas ambientais ou algum tipo de bloqueio nos cuidados oferecidos ao bebê, a função de integração não ocorre completamente e o desenvolvimento da pele psíquica e física ficam prejudicados.

A somatização na infância é uma importante via de comunicação, pois a criança ainda não desenvolveu sua capacidade total de comunicação verbal, podendo inconscientemente expressar-se através do corpo, tornando-se um meio de comunicação com o mundo externo, evidenciando questões emocionais não elaboradas. Em alguns casos, desde cedo, os bebês denunciam por meio de sintomas, possíveis entraves emocionais no vínculo com os pais.

A DA caracteriza-se por lesões na pele que podem se infectar e exalar um odor não agradável, dificultando em muitos casos o vínculo mãe e criança. As lesões surgem impossibilitando o toque ao seu corpo, como uma camada protetiva. A criança se protege da própria sensação de desamparo, como se as lesões fossem o seu escudo de proteção. Muitas crianças que apresentam DA não possuem problemas escolares ou dificuldades sociais, mas podem apresentar comportamentos mais irritados, certa teimosia ou braveza. Tendem a ser crianças descritas como independentes, como se não pudessem contar com o suporte materno e ambiental, desenvolvendo uma certa maturidade fora do tempo.

Adultos que apresentam DA descrevem relações distantes com a figura materna e proximidade com os avós ou com outras figuras que exerceram o papel de cuidadores.

Por se tratar de uma doença crônica, a DA requer maior proximidade nas relações entre médico, paciente e família, sendo importante a conscientização familiar sobre a doença com a finalidade de prevenir ou diminuir seus riscos. Dentro do trabalho terapêutico, a abordagem que engloba a terapia familiar pode ser uma estratégia que facilite ou proporcione a criação do vínculo materno-infantil. O cuidado nesses casos precisa ultrapassar o atendimento à criança, buscando assim estratégias e ferramentas que envolvam todo seu ambiente.

Capítulo **VIII**

Dermatite Factícia: a procura pelo ganho secundário

Ricardo Villa

Gustavo Quirino

Gabriela Tranquillini

"Toda doença é também veículo de um pedido de amor e atenção."

(Michael Balint)

"... eu sei quando vai sair uma ferida. Eu sinto o lugar queimando e no dia seguinte a lesão está lá. Já passei por muitos médicos e ninguém descobre o que eu tenho. Será que vai ser você quem vai conseguir descobrir?"

A dermatite factícia (DF) ou dermatite artefacta constitui um tipo de distúrbio fictício em que o paciente cria a sua própria doença de pele e esconde dos médicos a responsabilidade pelas suas ações. Trata-se de um distúrbio grave, em que o doente pode se autolesionar, provocando feridas dolorosas, inclusive com risco para a sua própria vida. A terminologia "patomímia cútis" corresponde à lesão, ou às múltiplas lesões, causadas intencionalmente através do uso de substâncias cáusticas ou objetos cortantes.

Os portadores de DF têm como objetivo principal satisfazer uma necessidade interna provocada por motivos psicológicos inconscientes. Na classificação da quinta edição do manual estatístico de doenças mentais (DSM V) da *American Psychiatric Association*, a DF é classificada como um Transtorno Fictício, na categoria dos Transtornos Somatoformes e, na grande maioria das vezes, a doença está associada a uma desordem psiquiátrica. São pacientes classificados como "difíceis" porque normalmente causam sensações de contratransferência intensa, gerando sensação de impotência e de irritabilidade nos profissionais de saúde envolvidos nos seus cuidados.

O primeiro caso de DF foi publicado por Azúa em 1909, após estudar quatro mulheres com "gangrena histérica". Ele confirmou que apenas um caso teve origem histérica, enquanto os outros três foram definidos como lesões autoinfligidas. De fato, esse é o tom da literatura disponível, uma vez que poucos são os relatos e a maioria dos autores aborda casos isolados a fim de retratar a apresentação e dificuldades diagnósticas. Assim, a prevalência real de DF é desconhecida. Os poucos estudos epidemiológicos relatam incidência de 0.04 a 1,5% nos departamentos de dermatologia, sendo mais incidentes, claro, nos centros específicos de Psicodermatologia. O distúrbio pode se manifestar em todas as faixas etárias, mas a maior incidência ocorre durante a segunda década de vida (em torno dos 20 anos de idade), sendo mais comum em mulheres, numa proporção feminino/masculino de 4:1 (em contraste com a síndrome de Munchausen que é mais comum em homens e será explanada adiante). Vale ressaltar que a DF está presente não apenas em serviços de Dermatologia. Acredita-se que 5% das consultas em todas as especialidades médicas sejam devidas a doenças fictícias. Um aparte a ser feito acerca da mudança na epidemiologia da DF é que até recentemente essa condição era mais comum entre pessoas com algum conhecimento médico e, portanto, maior capacidade de simulação, mas esse viés é menos encontradiço numa sociedade com maior acesso à informação através da internet.

A DF consiste em um diagnóstico desafiador, dada a grande variedade de recursos e dispositivos utilizados pelos pacientes para autoagressão e, consequentemente, a infinidade de quadros clínicos, histórias e diagnósticos diferenciais. Dessa forma, é crucial que o profissional não perca a oportunidade de observar o comportamento do paciente desde o início da primeira consulta. Alguns costumes associados à DF incluem os comportamentos extremos de ansiedade e agitação ou falta de expressões faciais e até mesmo a calma excessiva. Além disso, o paciente pode evitar contato visual, se mostrar indiferente (*"la belle indifference"*) e pouco colaborativo. Durante a sessão de entrevista, não é incomum o ato de esfregar ou cutucar constantemente as lesões com um "sorriso de Mona-lisa". É importante mencionar que as análises laboratoriais, bem como os exames histopatológicos são inespecíficos, podendo apenas excluir outras doenças.

O aparecimento de muitos casos é precedido por um período de estresse psicossocial. Dito isso, diante de uma suspeita de DF, uma sugestão de abordagem consiste em investigar possíveis gatilhos, como mudança de posição social e econômica, preocupações com a autoimagem, história de abuso sexual, perda de um ente querido, problemas nos relacionamentos (geralmente com familiares), transtorno bipolar ou obsessivo-compulsivo e abuso de substâncias. Há a existência de uma relação com o "contexto hospitalar" nestes indivíduos, certa proximidade com o ambiente saúde-doença, por exemplo, familiares de médicos, indivíduos que tenham sofrido com enfermidades extensas durante a infância ou que vivenciaram o falecimento de um familiar próximo. No que diz respeito à investigação, outra possível "pista" seria a reclusão. Como as lesões podem causar danos significativos à pele, e cerca de 45% dos pacientes machucam o próprio rosto, é comum o isolamento e a evitação de eventos sociais, sendo que alguns pacientes abandonam seu emprego ou seus estudos. Dessa forma, o comprometimento estético resulta no desencadeamento de distúrbios da autoimagem e da personalidade, piorando a própria DF.

Como a DF é uma condição somática, o diagnóstico deve ser feito considerando os fatores psicológicos e dermatológicos, avaliando a morfologia das lesões, a personalidade e a história médica. A maioria dos doentes tem mais do que uma lesão de pele e a apresentação típica inclui lesões cutâneas de forma bizarra e que mimetizam muitas das reações inflamatórias que acometem a *cutis*. Normalmente, a explicação da origem das lesões é "vazia". São descritas como lesões de surgimento súbito e de apresentação somente em locais acessíveis ao paciente. Estes dão ênfase à descrição das complicações e do insucesso dos tratamentos pregressos e são tipicamente indiferentes à gravidade das lesões, mostrando falta de preocupação e gerando sentimento de revolta, frustração e angústia por parte dos familiares e dos médicos. As lesões cutâneas podem ser manifestadas através de erosões, alopecia, crostas, máculas, pápulas, escoriações, deformidade ungueal, petéquias, cicatrizes, úlceras, queimaduras, feridas pós-cirúrgicas que não cicatrizam, hemorragias, entre outras. Essas lesões podem ser consequências de aplicações de corpos estranhos ou produtos químicos. Qualquer parte do corpo pode ser afetada, mas o local mais comum em todos os grupos etários é o rosto, seguido pelo dorso das mãos e antebraço do membro não dominante.

A DF é invariavelmente relacionada a uma alteração psicológica ou a um transtorno psiquiátrico. Sua identificação e o adequado tratamento da comorbidade psiquiátrica é o que conduz a solução da DF. Em adultos pode haver a associação com neuroses, transtornos de personalidade, impulsividade ou depressão. Os doentes podem assumir um comportamento nefasto, passível de induzir a fuga das responsabilidades de um adulto. As crianças poderão apresentar ansiedade ou hábitos imaturos ligados ao estresse psicossocial. Tanto a sensação de ódio de si mesmo quanto a culpa podem estar associadas. A DF pode simbolizar a raiva ou um conflito interno com a presença de um ambiente muito autoritário (genitores ou ambiente escolar).

Pelo menos um terço dos doentes com DF apresentarão um distúrbio de personalidade subjacente. Os transtornos de personalidade (TP) são formas de comportamento permanentes e que divergem das expectativas culturais da sociedade. Trata-se de um padrão inflexível que influencia o funcionamento interpessoal, a resposta emocional e a impulsividade. Geralmente começam na adolescência ou no início da idade adulta e têm um impacto significativo no modo de funcionamento social e ocupacional do indivíduo. Os TP são divididos em três grupos principais (Clusters) por apresentarem sintomas clínicos e alterações de comportamento semelhantes:

Cluster A: paranoide, esquizoide ou esquizotípico: presença de comportamento estranho, excêntrico ou persecutório,

Dermatite Factícia: a procura pelo ganho secundário

Cluster B: antissocial, borderline, histriônico ou narcisista: os pacientes são dramáticos, emocionais, instáveis e desnecessariamente teatrais,

Cluster C: ansioso, dependente ou obsessivo-compulsivo: os pacientes apresentam-se como ansiosos, inquietos e extremamente preocupados.

Todos os TP podem se apresentar com a DF, mas a associação mais reconhecida é com distúrbios de personalidade borderline e histriônico nas mulheres, e distúrbios de personalidade obsessivo-compulsivo nos homens. A apresentação dessas comorbidades evidenciam uma ligação exacerbada pela procura dos serviços de saúde, sobretudo psiquiátricos e múltiplos pareceres de diferentes profissionais.

A DF pode simular diversos quadros psicopatológicos que são associados às lesões cutâneas e geram grande dificuldade em fazer um diagnóstico diferencial. O principal diagnóstico psicopatológico DF é a escoriação neurótica, na qual o paciente não tenta esconder o fato de que as lesões são auto infligidas, confessando a autoprodução delas. Os danos cutâneos produzidos aliviam as tensões e as escoriações são feitas habitualmente com as unhas, enquanto na DF são usados objetos e substâncias. Outro diagnóstico diferencial importante é a Síndrome de Munchausen, caracterizada por múltiplos sintomas e lesões que muitas vezes não se limitam à pele. Nesta síndrome, o paciente age reiteradamente e deliberadamente como se sofresse de uma doença física ou mental, mas ele não se encontra realmente enfermo. Ele esconde a autoagressão do médico e desafia a capacidade diagnóstica deste. Essa síndrome se difere da DF, pois nesta o paciente não esconde a autoagressão ao ser questionado. A Síndrome de Munchausen por procuração é uma doença mental e uma forma de abuso. O cuidador da criança, na maioria das vezes, mãe, inventa sintomas falsos ou provoca sintomas reais para fazer parecer que a criança está doente. Outros diagnósticos diferenciais estão listados de forma sucinta na Tabela 2.

Considerando as doenças eminentemente dermatológicas, os diagnósticos diferenciais de doenças como vasculite necrosante, pioderma gangrenoso e linfoma cutâneo de células T devem ser realizados. Essas

TABELA 2 Outros diagnósticos diferenciais psicopatológicos da Dermatite Factícia.

Self-harm (autolesões)	Os pacientes causam danos deliberadamente, muitas vezes com intenção suicida. A intenção não é fingir doença, mas sim um 'grito de ajuda'.
Automutilação	Feito de forma não intencional, visto em doentes com grave incapacidade de aprendizagem (déficit intelectual) e neurológicos.
Danos à pele devido à psicose	Danos cutâneos em resposta a alucinações ou delírios, por exemplo, delírio de infestação.
Transtorno Dismórfico Corporal	Danos cutâneos secundários a ideias sobrevalorizadas de imperfeição observada somente pelos pacientes.
Simulação	Motivo externo presente, por exemplo, ganho financeiro secundário.
Dermatite Simulada	Indivíduos (geralmente crianças) aplicam pigmentos para simular doenças de pele.
Dermatite Negligenciada	Os pacientes se autonegligenciam, desenvolvendo um acúmulo de queratina e resíduos, formando uma crosta espessa.

condições exibem, além de uma apresentação clínica sugestiva, um aspecto histopatológico típico, enquanto as características histopatológicas da DF são inespecíficas (inflamação aguda com aumento de leucócitos polimorfonucleares e eritrócitos dispersos e, de permeio, áreas com necrose e cicatrização). O diagnóstico diferencial deve ser feito dentre as mais diversas lesões apresentadas nas doenças dermatológicas não autoproduzidas, como alopecia areata, eflúvio, picadas de insetos, impetigo, dermatite de contato, entre outros.

O tratamento da DF é uma experiência única para os dermatologistas, pois o paciente tenta de forma constante "manipular e enganar" o profissional pelo qual procura assistência. Os dermatologistas são acostumados com sinais e sintomas visuais e táteis e normalmente não são treinados para avaliar a rica subjetividade do inconsciente desses pacientes, como um profissional da saúde mental. O profissional que atende o paciente com DF deve sempre evitar, principalmente no primeiro atendimento, confrontar o paciente caso suspeite da doença. Devemos manter em mente, que se trata de um paciente que apresenta um sofrimento psíquico intenso, geralmente de longa data e que o comportamento manipulativo embasado em discursos não verídicos é totalmente inconsciente e com ausência de crítica psíquica. Na primeira consulta, o paciente estará focado em chamar a atenção do profissional, deixando de lado as questões da gravidade das lesões e as suas causas *"la belle indiference"*, causando repúdio em profissionais não acostumados com transtornos somatoformes. Este tipo de comportamento deve ser tomado como um convite para discutir mais profundamente os elementos físicos, mas principalmente os aspectos psicológicos da doença.

Em geral, o tratamento da DF traz resultados insatisfatórios, quer seja empreendido por um dermatologista, um psiquiatra ou ambos. Apesar disso, o tratamento dermatológico não deve ser deixado de lado. Os hidratantes e emolientes, bem como analgésicos e antibióticos (em caso de infecção secundária), podem ser utilizados e, sempre que possível, proteções oclusivas dos sítios escoriados com curativos e sobreposição de tecidos devem ser utilizadas. O paciente deve ser orientado sobre a necessidade e a importância do tratamento dermatológico, mas que este é somente uma parte do tratamento. É importante que o dermatologista estabeleça um vínculo forte com o paciente nas primeiras consultas para reduzir a ansiedade dele, explicando que a cura não será imediata. Também é válido estabelecer um projeto de cooperação mútua e explicar que além do tratamento das lesões, seria muito importante o tratamento com equipe multidisciplinar.

A psicoterapia deve ser sugerida potencializando assim o tratamento medicamentoso. Os psicofármacos podem ajudar a reduzir os sintomas depressivos, ansiosos e os sintomas psicóticos-like. O psiquiatra tem a função de fazer o diagnóstico e tratar as comorbidades psiquiátricas, bem como orientar o dermatologista sobre como lidar com a contratransferência do paciente. Resumidamente, o melhor tratamento para um paciente com DF é o acompanhamento multidisciplinar, e na suspeita do diagnóstico, a ajuda de um dermatologista com experiência em Psicodermatoses deverá ser solicitada a fim de avaliar a necessidade de uma avaliação psiquiátrica e psicológica.

Capítulo **IX**

Escoriação Neurótica: o desespero refletido na pele

Isabella Hostalácio Zorzetto
Jéssica Schimitt

"A fuga é o instrumento mais seguro para se cair prisioneiro daquilo que se deseja evitar."

(Freud)

"Eu não aguento mais essa alergia! Isto está consumindo a minha vida! Olha essas manchas na minha barriga!... Tive que escutar do meu marido que além de gorda estou toda manchada, se eu não tenho vergonha disso. Cada vez que ele fala das minhas manchas parece que elas pegam fogo de tanto que queimam. Vai ser difícil conseguir fazer o tratamento nas costas. Acho que vou precisar pedir para alguma colega de trabalho aplicar para mim. Minha filha está cheia de problemas, só trabalha, faz muito exercício, não come quase nada e o pouco que come ainda tenho que vigiar para ela não provocar vômito. Estamos aguardando a consulta com a psiquiatra, mas ela está bem resistente a ir e eu também não posso ficar faltando do meu trabalho. Descobri que meu marido tem outra mulher e é bem mais jovem e mais bonita do que eu. Fiquei sabendo que ela também é casada. Coitado do marido dela, imagino o que ele deve estar passando."

"Essa coceira surgiu há alguns meses, mas de verdade, eu nem ligo para ela. Minha mãe é quem chama minha atenção toda hora para eu parar de me coçar. Por mim, eu nem tinha vindo. Isso não me incomoda. Se bem que, vindo aqui, não preciso cuidar dos meus dois sobrinhos com quem eu divido meu quarto. Se minha irmã tivesse mudado de casa, seria bem melhor, mas não, ela trouxe o marido e as crianças para morarem comigo e com a minha mãe depois que meu avô se foi. Quando a minha função nesta casa era cuidar do meu avô, tudo era mais fácil."

A escoriação neurótica (EN), transtorno de escoriação, *"skinpicking"* ou dermatilomania é uma Psicodermatose dentro dos transtornos psiquiátricos primários, ou seja, corresponde a um transtorno mental que leva o paciente a traumatizar sua pele repetidas vezes. Este diagnóstico foi inserido na última versão do DSM V e, assim como a tricotilomania, faz parte do grupo *de Transtorno do Comportamento Repetitivo Focado no Corpo*. Os estudos apontam que a doença apresenta características de impulsividade, caracterizada por uma sensação de prazer durante a realização do ato.

A prevalência dessa Psicodermatose varia de 1,4 a 5,4% na população geral, sendo que mais de 3/4 deste percentual são mulheres. É caracterizada pelo comportamento de gerar lesões cutâneas visíveis por meio de atos como beliscar, cutucar, morder, espremer, arranhar ou puncionar a pele, de forma recorrente. Além disso, apresentam sofrimento psíquico significativo e prejuízos funcionais no que cerne às atividades do dia a dia. O hábito de escoriação é precedido por ansiedade crescente ou sensação de tensão que é aliviada com o comportamento de cutucar a superfície cutânea. Há gratificação e prazer no ato da escoriação que, no entanto, são seguidos pelos sentimentos de culpa e de impotência, pois os pacientes tentam parar estes comportamentos, sem sucesso. O fato de não conseguirem controlar ou diminuir esses atos, levam os pacientes a danos funcionais nos locais escoriados, além do estresse clínico, que faz com que o ciclo se torne vicioso.

Além da pele saudável, os focos das escoriações podem ser as pequenas irregularidades da pele e lesões preexistentes como: espinhas, calosidades ou descamações de lesões anteriores. As partes do corpo mais comumente escoriadas são aquelas de fácil acesso, principalmente os braços, mãos e o rosto, mas podem ocorrer em qualquer outra região. Os instrumentos mais utilizados para provocar os ferimentos são as próprias unhas e os dedos, mas existem casos nos quais são utilizados os dentes ou objetos como pinças, alfinetes, facas e lixas.

A maioria dos pacientes com EN apresentam ansiedade, abuso de substâncias como álcool e tabaco e transtornos de humor associados. O ato de traumatizar a pele resulta em danos aos tecidos e cicatrizes, podendo necessitar de tratamento com antibióticos para infecções secundárias em decorrência da gravidade das lesões. A doença acaba interferindo muito na qualidade de vida dos pacientes e pode levar a um comprometimento mais grave do organismo, como a septicemia ou o suicídio. A vida social e profissional do indivíduo tende a ser prejudicada e tentativas constantes de disfarçar ou ocultar as lesões com maquiagem ou roupas também são observadas, desgastando seriamente o dia a dia do paciente.

Indivíduos com a pele escoriada, principalmente em áreas descobertas do corpo, relatam vergonha, ansiedade e tristeza pelo distanciamento das pessoas provocado pelo impacto negativo da aparência, que pode despertar sensação de sujeira, imperfeição e possibilidade de contágio.

Práticas semelhantes à escoriação são designadas coletivamente como "*grooming disorders*", pois lembram comportamentos repetitivos observados em animais ao lamber as patas ou arrancar penas. O "*grooming*" é entendido como um comportamento inato, presente na maioria dos animais, inclusive no ser humano. Nos animais, caracteriza-se por uma tendência natural de enfeitar e arrumar as pelagens, tornando-se patológico ao apresentar-se como excessivo ou compulsivo, causando lesões. O *grooming* patológico em animais foi estudado e os resultados constataram alterações genéticas e deficiência nos níveis de serotonina, dopamina e glutamato.

Um pequeno estudo em 2015 evidenciou que EN está associada ao maior número de eventos traumáticos na infância, quando comparado ao grupo controle. Entretanto, a especificidade dos achados necessita de futuras investigações. Pacientes com doença psiquiátrica acabam utilizando a pele como meio de comunicação em momentos de maior desgaste emocional. Muitos estudos demonstraram uma alta incidência de distúrbios de pele entre pacientes com uma condição psiquiátrica primária, mais comumente a depressão, esquizofrenia, ansiedade e psicose maníaco-depressiva. "Tanto os problemas cutâneos podem ter impacto emocional sobre o indivíduo, quanto a pele pode manter um contato estreito com os medos profundos, necessidades e desejos" (Freitas 2011; Montagu 1988).

O *Skin Picking Stanford Questionnaire* é um questionário que funciona como instrumento de rastreio para a EN. Ele é composto por 13 questões que avaliam a fenomenologia da doença adotando o formato de resposta sim/não/não sei. Os dermatologistas devem realizar uma avaliação completa da pele e uma anamnese detalhada dos sintomas dos pacientes a fim de descartar outras condições dermatológicas antes de diagnosticar um paciente com EN ou qualquer outro distúrbio psicocutâneo. Após toda a investigação e afastado os diagnósticos diferenciais, pode ser proposto o tratamento com uso de hidroxizina e medicações tópicas para alívio do prurido e da sensibilidade. Porém, alguns pacientes necessitarão de psicotrópicos como os inibidores da recaptação da serotonina e os benzodiazepínicos no auxílio do tratamento da depressão e da ansiedade. A maioria dos estudos publicados enfatiza que a abordagem da EN seja através de uma aliança de confiança entre o paciente, o médico (dermatologista e psiquiatra) e seu terapeuta, e que dessa forma seja oferecido o melhor tratamento e seguimento dos pacientes que sofrem com essa Psicodermatose.

Os impactos psicossociais do transtorno resultam em isolamento social do paciente devido à intensificação da vergonha e da sensação de inadequação social. Pacientes que sofrem com a dermatilomania enfrentam, ainda, o preconceito e o desconhecimento a respeito da condição. Por se tratar de uma Psicodermatose em que as lesões cutâneas são resultado do ato do próprio indivíduo em escoriar a pele, há o processo de culpabilização dele. O caráter compulsivo do comportamento é subestimado, repercutindo em comentários agressivos como, por exemplo, "basta querer parar" ou "pare de se machucar". Falas como essa, infelizmente, também estão presentes em profissionais das áreas de psicologia, dermatologia e psiquiatria, que ignoram o tema, gerando resistência nos pacientes em buscar tratamento adequado para a condição. Um dos critérios diagnósticos para o transtorno de escoriação é, justamente, as tentativas do paciente em cessar o comportamento repetitivo sem sucesso. Logo, falas que atribuem a culpa das lesões ao paciente acabam invalidando o sofrimento psíquico decorrente do quadro psiquiátrico.

O tratamento psicológico do transtorno aborda os significados que sustentam o ato de escoriar a pele, partindo do pressuposto de que todo o comportamento compulsivo carrega em si a expressão simbólica de necessidades emocionais que não encontraram vias alternativas de manifestação. A partir de técnicas como o autorregistro do ciclo da lesão, a tomada de consciência do comportamento é facilitada, repercutindo, assim, no deslocamento de investimento pulsional para outro objeto que não somente o corpo (a pele). Somado a isso, o suporte social é incluído na intervenção, visando gerar a oportunidade de o paciente abrir o tema da escoriação com um familiar ou amigo próximo, intencionando que este o auxilie na manutenção do tratamento.

A fim de promover a integração da rede de apoio durante o acompanhamento profissional, é possível propor a realização de consultas ampliadas, ou seja, sessões em que o familiar esteja presente e oportunize a psicoeducação a respeito do transtorno de escoriação. Por se tratar de um diagnóstico multifatorial, o transtorno deve ser abordado a partir de perspectiva multidisciplinar, porquanto a união dos conhecimentos corrobora para uma melhor eficácia da remissão dos sintomas e alívio do sofrimento do paciente. O acompanhamento psicoterapêutico visa também mitigar os efeitos emocionais, com o intuito que a circulação em ambientes externos e as relações interpessoais não atuem como mais um fator ansiogênico que possa agravar o comportamento compulsivo de escoriar a pele.

Capítulo **X**

Psoríase: vida além das escamas

Ricardo Villa
Jéssica Schimitt

"Quando o sofrimento não pode expressar-se pelo pranto, ele faz chorarem os outros órgãos."

(William Molstoy)

"... você precisa me passar alguma coisa para eu me acalmar. Tenho certeza de que essas lesões surgiram depois que minha ansiedade piorou. Sempre tive um ótimo relacionamento com meu pai e depois que ele se separou da minha mãe, sinto falta da proximidade dele. E agora para ajudar, essas lesões horríveis estão por toda a parte. Não aguento mais ter que ficar respondendo para todos que o que eu tenho se chama psoríase e que não é contagiosa. É difícil... as pessoas te olham de cima para baixo com cara de nojo e isso me deixa ainda mais ansiosa".

A psoríase é uma doença inflamatória crônica da pele, com episódios de agudização e recidiva e imunomediada. Ela pode associar-se a outras morbidades, tais como artrite psoriásica, doenças psicológicas, cardiovasculares e hepáticas. É uma dermatose não transmissível e está presente em cerca de 60 milhões de pessoas no mundo (1 a 5% da população mundial), sendo mais prevalente em áreas com populações mais velhas e com maior renda. Afeta homens e mulheres e seu início é mais precoce nestas e nos indivíduos com história familiar da doença. A doença apresenta-se como placas avermelhadas e descamativas e pode acometer a face, couro cabeludo, corpo, palmas e plantas. As lesões dermatológicas ocorrem devido à hiperproliferação de queratinócitos secundária à ativação do sistema imunológico.

A patogênese da psoríase é multifatorial, desempenhando a genética um papel importante nos indivíduos em que a doença se expressa na forma de placas e tem início até os 40 anos de idade. Mais de 60 *loci* de susceptibilidade já foram identificados e, dado que representam alvos de terapias atuais e futuras, merecem menção os genes envolvidos na apresentação de antígenos como HLA-C e ERAP1; na sinalização NF-kappa B; na via do interferon tipo1; no eixo da interleucina (IL) – 23/Th17 e na função de barreira da pele, particularmente LCE3. Isso sugere uma interação complexa entre as células T, células dendríticas e queratinócitos subjacente à fisiopatologia da psoríase, sendo o eixo IL-23/Th17 o condutor central da ativação imune, inflamação crônica e da acelerada proliferação de queratinócitos. Sabe-se, ainda, que os gatilhos ambientais como obesidade, estresse, betabloqueadores, tabagismo e lítio exacerbam a psoríase. Embora haja uma relativa escassez de dados, a psoríase pustulosa parece ser geneticamente distinta, com diferentes genes de susceptibilidade implicados, tais como IL36RN AP1S3 em descendentes de europeus e CARD14.

A psoríase é uma doença eritemato-descamativa com morfologia, distribuição, severidade e curso clínico variáveis. As suas lesões manifestam-se classicamente como pápulas ou placas circunscritas, circulares, com base avermelhada e escamas acinzentadas ou prateadas, secas, com distribuição simétrica no couro cabeludo, cotovelos, joelhos, região lombossacra e dobras do corpo. A forma eritrodérmica apresenta-se com a evolução da doença tomando grandes áreas da superfície corporal. As lesões também podem se desenvolver em áreas de trauma, evento conhecido como fenômeno de Koëbner ou isomórfico. As unhas podem ser acometidas e apresentam forte associação com manifestações articulares. A mucosa oral ou a língua (língua geográfica) também podem ser afetadas.

Há autores que distinguem duas apresentações de psoríase, tipos 1 e 2, com uma distribuição bimodal quanto à idade: tipo 1, inicia-se até os 40 anos de idade e o tipo 2, após os 40 anos. O tipo 1 responde por 75% dos casos e os pacientes costumam ter mais parentes afetados e associação com HLA-Cw6. Contudo, a forma mais comum de divisão das apresentações de psoríase é descrita a seguir:

- **Psoríase em placas (ou vulgar)**: Trata-se da forma mais comum de psoríase em que os pacientes podem ter placas bem delimitadas, redondas ou ovais. As lesões podem se iniciar como "máculas" eritematosas ou pápulas, que se estendem perifericamente e se coalescem formando placas de um a vários centímetros de diâmetro. Pode ser observada uma área mais clara ao redor das lesões, chamada "anel de Woronoff". Eventualmente, com sua evolução, as lesões passam a ter apresentações que recebem nomes específicos, como gyrata, anular, folicular e rupioide (ou ostrácea). A remoção das escamas pode revelar pequenos pontos sangrantes (sinal de Auspitz) e a quantidade de escamas e sua espessura podem variar em diferentes áreas de um mesmo paciente. Muitas vezes, a descamação é fina e o eritema acaba predominando no quadro clínico;

- **Psoríase gutata**: Esse termo é utilizado para denominar um quadro clínico geralmente abrupto, em que se observa grande quantidade de pequenas lesões de 2 a 10 mm de diâmetro, predominantemente distribuídas pelo tronco, embora possa acometer a face e as extremidades. Classicamente, essa forma de psoríase ocorre após um quadro agudo de infecção estreptocócica da faringe ou das tonsilas, sendo mais comum em crianças, nas quais costuma ser autolimitada e corresponde a 2% do total de casos de psoríase. O número de lesões pode variar de 5 a 10 até mais de 100 e, segundo alguns estudos, um terço dos pacientes evoluirão para forma crônica em placas;

- **Psoríase invertida ou flexural**: Forma que afeta as áreas de dobras de pele, como região inframamária, períneo e axilas, sendo clinicamente distinta das formas de psoríase que ocorrem em outras partes do corpo, já que a descamação é diminuída ou ausente e as áreas acometidas são avermelhadas, brilhantes e bem demarcadas, podendo se assemelhar à candidíase, intertrigo ou infecção dermatofítica;

- **Psoríase eritrodérmica**: Neste tipo de psoríase há o envolvimento de grandes áreas da superfície corporal. Ela pode ocorrer no curso clínico da psoríase, sendo, portanto, um dos diagnósticos possíveis para a síndrome eritrodérmica. Pode se desenvolver a partir de uma forma em placas, cujas lesões gradualmente progridem e confluem-se, ou como descompensação abrupta a partir de uma forma prévia instável de psoríase, tendo por gatilhos quadros infecciosos, tratamentos tópicos irritantes e suspensão de corticoterapia sistêmica. Sua importância clínica está relacionada à perda generalizada das funções regulatórias e de barreira da pele, acompanhada de hipotermia, perdas hídricas, protéicas e de nutrientes, além de infecções secundárias. Destaca-se que a vasodilatação periférica leva também à insuficiência cardíaca de alto débito;

- **Psoríase pustulosa generalizada (von Zumbusch)**: Corresponde a uma forma rara e grave da doença que também pode ser desencadeada pela suspensão repentina de corticoides sistêmicos ou até mesmo de corticoides tópicos potentes. Apresenta-se como pústulas estéreis, monomórficas, que se coalescem e formam placas de pele que se desprendem;

- **Psoríase pustulosa palmoplantar**: Nesta variante também são observadas pústulas estéreis sobre uma base eritematosa, resultando em descamação que afeta palmas e plantas. As pústulas são dolorosas, e ao dissecar deixam escamas escuras, acastanhadas. Trata-se de uma forma de psoríase associada ao comprometimento ungueal, e em 25% dos casos há uma forma vulgar da doença. Por outro lado, revela uma demografia distinta das demais formas de psoríase: predomínio no sexo feminino (9:1), tendo início entre os 40 e 60 anos de idade e forte associação com tabagismo, referido por até 95% dos pacientes;

- **Psoríase ungueal**: As unhas das mãos são mais afetadas do que as dos pés, sendo o achado mais comum a presença de depressões cupuliformes ("unha em dedal"), que resultam de defeito na formação da unha na porção proximal da matriz. Outras manifestações observadas incluem o descolamento ungueal (onicólise), as manchas amarelo-alaranjadas sob a lâmina ungueal ("manchas em óleo"), o espessamento, a distrofia e a hiperqueratose subungueal.

A multimorbidade é um conceito importante na compreensão da psoríase, sendo definida pela presença de duas ou mais condições crônicas, comum nos doentes com psoríase. Nesse contexto, destaca-se que a artrite psoriásica (AP) afeta até 30% dos pacientes com psoríase, sendo mais comum naqueles que apresentam alterações ungueais, lesões no couro cabeludo, interglúteas e perianais. Trata-se de uma forma heterogênea de artrite, que pode se apresentar como oligoartropatia assimétrica e soronegativa associada à entesite ou dactilite. Na maioria dos pacientes, o acometimento cutâneo precede o articular em até 10 anos e, dessa forma, clínicos gerais e dermatologistas estão em posição muito favorável para realizar o diagnóstico precoce da AP (por exemplo, empregando o PEST – *"Psoriasis Epidemiology Screening Tool"* – um questionário validado de cinco itens para o rastreio da doença).

Ainda acerca da multimorbidade, sabe-se que indivíduos com psoríase são mais propensos a sofrer de obesidade, doenças cardiovasculares, doença hepática gordurosa não alcoólica, diabetes e síndrome metabólica, quando comparados à população em geral, com taxas especialmente elevadas naqueles com psoríase mais grave. Isso pode estar relacionado a características compartilhadas por essas doenças, tanto do ponto de vista genético quanto das vias inflamatórias patogênicas e fatores de risco. A consequência é uma taxa de mortalidade elevada em pacientes com psoríase grave, principalmente devido às causas cardiovasculares. Contudo, esse panorama é potencialmente modificável com tratamento agressivo da psoríase, que demonstra trazer benefícios cardiovasculares aos pacientes. Adicionalmente, não se pode esquecer do escopo deste livro: as taxas de desordens mentais. A ansiedade e a depressão são elevadas quando comparadas à população geral, deixando claro o impacto psicossocial da psoríase.

A avaliação do paciente com psoríase pode englobar a mensuração da extensão de pele acometida (BSA: *"body surface area"*) e a severidade do eritema, infiltração e descamação das lesões. Em serviços de atenção secundária, índices validados como o *"Psoriasis Area Severity Index"* (PASI: Índice de Área e Severidade da Psoríase) são rotineiramente empregados, bem como medidas de resultado a partir do ponto de vista do paciente *"Dermatology Life Quality Index"* (DLQI: Índice de Qualidade de Vida em Dermatologia). Neste, é importante lembrar que o aspecto psicológico é essencial, já que pode contribuir para o abandono e a não adesão às terapias. Além disso, cada consulta também consiste em uma oportunidade para avaliar a presença de comorbidades, as quais podem influenciar na escolha do tratamento da psoríase (por exemplo, a presença de doença hepática pode contraindicar o uso de metotrexate).

As opções terapêuticas para psoríase incluem tratamentos tópicos, fototerapia ou tratamentos sistêmicos, sendo seu objetivo a melhora de 75% ou 90% do PASI (denominados PASI75 e PASI90, respectivamente) e índice absoluto de PASI ≤4 ou ≤2, respectivamente. As terapias tópicas, como análogo de vitamina D (calcipotriol) ou corticosteróides consistem em opção de primeira linha e sua eficácia pode ser aumentada pela oclusão ou combinação de ativos (por exemplo, calcipotriol associado à betametasona). Por outro lado, preparações anteriormente populares tais como antralina e coaltar têm sido empregadas com menor frequência, uma vez que mancham e irritam a pele. Sob esse mesmo ponto de vista, deve ser lembrado que os corticoides para uso na face e genital são aqueles de baixa potência e limitados a curto intervalo de tempo, devido ao risco de atrofia e telangiectasias. Já a psoríase nas áreas "difíceis de tratar" (couro cabeludo, face, genital, palmas e plantas) requer especial atenção, porque essas são áreas de grande impacto na vida do paciente e pouca resposta aos tratamentos.

As terapias de segunda linha incluem fototerapia (NB-UVB: "*narrowband ultraviolet B radiation*"), psoraleno associado à radiação ultravioleta A (PUVA) e agentes sistêmicos convencionais (metotrexate, ciclosporina e acitretina). O NB-UVB substituiu amplamente o PUVA devido aos riscos de câncer de pele com doses cumulativas de PUVA.

Sobre o metotrexate, destaca-se que seu mecanismo de ação envolve a inibição dos linfócitos por múltiplos mecanismos, incluindo inibição da dihidrofolato redutase, bloqueio de AICAR transformilase (5-amino-4--imidazol-carboxamidaribotídeo transformilase) e acúmulo de adenosina, sendo seu efeito colateral mais sério a supressão da medula óssea. Outras complicações potenciais do tratamento incluem náusea, pneumonite, hepatite, fibrose hepática e teratogenicidade. O metotrexate pode ser administrado semanalmente por via oral ou subcutânea, sendo esta última responsável por menos efeitos gastrointestinais e maior biodisponibilidade e, consequentemente, maior eficácia. A ciclosporina é um inibidor de calcineurina e exibe rápido início de ação, mas pode causar hipertensão e toxicidade renal irreversível, sendo empregada por curtos intervalos de tempo, em condições muito específicas, visando a um rápido controle do quadro clínico e imediata substituição por outra opção terapêutica que vise a longo prazo. Da mesma forma, a acitretina, um retinóide oral que promove a diferenciação dos queratinócitos, também representa uma opção destinada a situações particulares (tais como psoríase palmo plantar). Seus efeitos colaterais incluem pele seca, perda de cabelo, hiperlipidemia e hepatotoxicidade. Ambos, metotrexate e acitretina, são contraindicados na gravidez.

Quando os pacientes apresentam quadros refratários ao metotrexate e à ciclosporina ou quando as terapias de segunda linha não podem ser empregadas, os agentes biológicos e os inibidores de pequenas moléculas podem ser considerados. Os agentes biológicos são anticorpos monoclonais ou receptores solúveis que têm por alvo as citocinas pró-inflamatórias. Eles têm um impacto dramático no desfecho das formas moderadas a severas da doença, sendo aprovados para o tratamento da psoríase os anti-TNF (adalimumabe, etanercepte, infliximabe e certolizumabe), o anti-IL-12/23p40 (ustekinumabe), os anti-IL-23p19 (rizankizumabe, guselkumabe e tildrakizumabe), o anti-IL-17 (ixekizumabe e secukinumabe) e o anti-receptor de IL-17 (brodalumab). Nesse contexto, cumpre lembrar que não há um "melhor" agente biológico e sua escolha deve ser personalizada, levando em conta o fenótipo de psoríase, a presença de artrite, o resultado de tratamentos biológicos prévios, comorbidades (como doenças desmielinizantes e doenças inflamatórias intestinais), desejo de gravidez e até mesmo a facilidade de posologia e administração. No futuro, a informação genômica terá o potencial de orientar a implantação efetiva dessas terapias (este é um campo de pesquisa ativa).

Embora muito eficazes, os biológicos requerem administração regular subcutânea ou endovenosa. Por outro lado, os inibidores de pequenas moléculas têm administração oral e incluem o apremilast (inibidor de fosfodiesterase 4) e dimetilfumarato, que são aprovados para o uso nas formas moderada à severa de psoríase. Ainda há, por fim, ensaios em curso com inibidores da via JAK-STAT ("Janus Kinase – Signal *Transducerand Activator of Transcription Proteins*").

A manifestação clínica da psoríase pode causar desconforto e prurido, e somado ao fato das lesões cutâneas localizarem-se em áreas expostas do corpo, a psoríase classifica-se simultaneamente em duas categorias das Psicodermatoses, na dermatose psicofisiológica e nos distúrbios psiquiátricos secundários. Esse enquadramento nos leva a afirmar que o estresse emocional incide no desencadeamento e no agravamento das lesões na pele, bem como os sintomas físicos expostos causam sofrimento psíquico significativo e prejuízos funcionais para o paciente portador da psoríase. A categoria de dermatoses psicofisiológicas remete às doenças de pele primárias que possuem o estresse emocional como um dos fatores desencadeantes ou agravantes dos sintomas. A literatura aborda os conflitos emocionais como um dos contribuidores do início dos sintomas da psoríase e recidiva potencializada de quadros já existentes.

A psiconeuroimunologia, campo do conhecimento que estuda a integração dos sistemas nervoso, endócrino e imunológico vem para nos fornecer informações relevantes para compreensão de como as emoções repercutem na intermediação desses três sistemas do corpo humano e influenciam inclusive na predisposição do indivíduo em adoecer. Logo, essa área de estudos irá considerar que o sistema imunológico não reage somente na defesa contra agentes externos (bactérias, vírus), mas também demonstra uma autorreatividade interna, ou seja, reage igualmente a componentes cognitivos que sejam considerados estímulos perturbadores da homeostase do corpo como, por exemplo, uma crise de ansiedade diante um contexto potencialmente estressor. Atualmente, as comorbidades psicossociais estreitamente relacionadas à psoríase são: ansiedade, depressão, ideação suicida e abuso de substâncias psicoativas. A depressão, em específico, incide em 9 a 55% dos pacientes com psoríase, prevalecendo naqueles com o grau mais grave da doença. O estudo corrobora a relação entre a percepção da gravidade da psoríase com sintomas depressivos, além do predomínio da estratégia de supressão emocional utilizada pelos pacientes que apresentam a comorbidade da Psicodermatose com a depressão.

Assim, é pertinente abrir o tema acerca da alexitimia, um conceito psicológico que define a dificuldade do sujeito em atribuir sentido e descrever as suas emoções. O desafio de pacientes alexitímicos vai desde diferenciar os sentimentos das sensações corporais, repercutindo na dificuldade de descrição da experiência emocional, bem como na tendência de processos imaginativos limitados. A alexitimia hoje é associada à ocorrência de doenças dermatológicas devido à influência deste perfil psicológico na atividade simpática e cerebral, bem como no funcionamento do sistema imunológico. Nomear as emoções é essencial para o processamento das experiências, logo, o paciente alexitímico encontra dificuldades em conectar as emoções aos acontecimentos, prejudicando a elaboração deles. Não por acaso, o conceito psicológico da alexitimia está ligado a uma forma desadaptativa de manejar a ansiedade, repercutindo na relação positiva entre as duas variáveis. Além disso, a dificuldade em acessar e descrever a experiência emocional gera impacto no autogerenciamento da saúde no contexto de uma doença crônica de pele, causando prejuízos na qualidade de vida.

A partir dessa explanação é possível alcançar a compreensão dos mecanismos de doenças autoimunes, ou seja, quando o sistema imunológico ataca células saudáveis do nosso próprio corpo. Os sintomas da psoríase manifestos a partir da proliferação exacerbada da epiderme podem ser entendidos como uma resposta autoimune a estressores internos como a ansiedade e a depressão. Nesse sentido, a psicoterapia com foco em criar estratégias eficazes de enfrentamento ao estresse torna-se uma grande aliada à intervenção dermatológica no tratamento de pacientes que convivem com a psoríase, visto que o corpo se torna mais vulnerável às doenças na medida em que faz tentativas contínuas para se adaptar a contextos estressores sem sucesso.

Como a psoríase está associada a comorbidades psicossociais, ela demanda cuidados que contemplem a saúde mental do indivíduo. As lesões em locais expostos do corpo repercutem no sofrimento psíquico do paciente ao lidar com a discriminação e com o constrangimento diante contextos sociais. A realização de atividades diárias é afetada, portanto, há prejuízos funcionais aliados ao sofrimento clinicamente significativo, comprometimento da autoimagem e baixa autoestima.

Como uma doença autoimune, a psoríase afeta psicologicamente seus portadores sendo relevante avaliar seus impactos no bem-estar e na qualidade de vida.

O acompanhamento multiprofissional inclui a dermatologia, psicologia, psiquiatria e, até mesmo, áreas de apoio como a nutrição e a educação física, visando abarcar as dimensões afetadas pela psoríase. Reconhecer o paciente dermatológico como um ser biopsicossocial e considerar as características singulares para traçar um plano de intervenção é um pressuposto que irá direcionar um tratamento bem-sucedido e que repercutirá no aumento da qualidade de vida do paciente. Recorrer a abordagens que contemplem as dimensões psíquica e social do paciente auxiliam no melhor manejo da doença, bem como atuam de maneira preventiva ao munir o paciente com estratégias de enfrentamento ao estresse, denominadas *"coping".* Ainda, reconhecer o impacto da alexitimia no curso da psoríase é um passo importante para fortalecer a abordagem integral da doença crônica de pele, afinal, incentivar o paciente a nomear emoções tende a mitigar comorbidades psicológicas, auxiliando na aproximação da sensação de bem-estar através do autogerenciamento e uso adequado das tecnologias em saúde. Além, é claro, de iniciativas de conscientização e a disseminação de informações corretas a respeito da psoríase, refutando o mito de que se trata de uma doença contagiosa e enfraquecendo o estigma social atrelado à doença crônica de pele.

Capítulo **XI**

Transtorno Dismórfico Corporal: o Eu não verdadeiro

Gabriela Tranquillini
Gustavo Quirino

"A imagem corporal não é sempre a mesma. É lábil, mutável e incompleta. Depende do uso que fazemos dela, de nosso pensamento, de nossas percepções e das relações objetais."

(Psicossomática Hoje)

"... ela chegou ao ponto de não ir mais à escola. Não consigo entender por que ela passa horas do dia na frente do espelho, usando essa quantidade de maquiagem. Ela é adolescente, não tem manchas, não tem rugas, tem a pele perfeita. Já falei que ela não precisa ficar usando isso o dia todo e todo o dia, mas ela insiste que seus poros estão abertos e que se ela não fizer tudo isso, as pessoas vão perceber e vão falar dela".

"... minha filha está sofrendo bullying na escola. Seus colegas e professores não entendem o porquê de ela faltar tanto nas aulas. Seus "amigos" têm chamado ela de fresca e também pararam de convidá-la para as festas e encontros, afinal, ela nunca comparece mesmo... O motivo? Uma espinha! Sim, uma mísera lesão, imperceptível e que gera um sofrimento incalculável na minha filha. Não sei mais o que fazer. Precisamos de ajuda".

O transtorno dismórfico corporal (TDC) é um transtorno mental crônico, caracterizado por preocupações com falha(s) na aparência percebidas de forma exagerada e que levam os pacientes a se engajarem em comportamentos repetitivos, causando uma angústia intensa. Muitos procuram por tratamentos com dermatologistas e cirurgiões plásticos a fim de corrigir o defeito percebido ao invés de procurar pelos serviços de saúde mental. Grande parte dos dermatologistas não reconhece o transtorno na sua rotina clínica, seja por desconhecimento da área psiquiátrica ou pelo fato dos pacientes não expressarem os seus sintomas abertamente. Desta forma, o transtorno que em geral se desenvolve durante a adolescência, é diagnosticado com um atraso de vários anos.

A prevalência do transtorno na população geral é cerca de 1,7 a 2,4% e nos pacientes dermatológicos, as taxas variam de 4,9 a 36%. Um estudo de 2020 com 245 pacientes dermatológicos encontrou uma prevalência de 10,6%, sendo 63,7% do sexo feminino. Neste estudo, 86% dos pacientes já haviam recebido algum tratamento dermatológico prévio. O DSM V define o TDC como a preocupação com um ou mais defeitos ou falhas percebidas na aparência física que não são observáveis ou que parecem leves para os outros. A preocupação causa sofrimento clinicamente significativo ou prejuízo no funcionamento social, ocupacional ou em outras áreas importantes.

Os principais sintomas do TDC são os comportamentos repetitivos, compulsivos e demorados ou os atos mentais que são realizados em excesso em resposta à preocupação com a aparência. Esses comportamentos são feitos a fim de examinar, esconder ou corrigir o defeito percebido. Exemplos incluem: checagem no espelho, bronzeamento excessivo, uso intenso de maquiagens, da postura do corpo, de roupas, mãos e cabelos para camuflar ou esconder um "defeito". As três partes do corpo mais associadas ao transtorno, em ordem decrescente, incluem pele, cabelo e nariz. Os indivíduos gastam muito tempo avaliando repetidamente as suas características, preocupando-se com o impacto no passado, presente e futuro com relação às suas queixas.

Quase três quartos dos indivíduos com o transtorno procuram por cirurgias, tratamentos dermatológicos, odontológicos e/ou cosméticos a fim de corrigir suas falhas percebidas. Os dermatologistas e cirurgiões plásticos têm papel fundamental no diagnóstico desses pacientes, já que normalmente eles não procuram pelo serviço de saúde mental, seja porque são desprovidos de informação sobre seu diagnóstico ou porque não reconhecem a necessidade do tratamento com o psiquiatra/psicólogo. Em geral, o tratamento não psiquiátrico é ineficaz. Os pacientes peregrinam por vários médicos e mesmo assim ficam insatisfeitos com os tratamentos dermatológicos recebidos ou acabam concentrando-se em um novo defeito. Considerando que o transtorno surge na adolescência, é importante evitar um diagnóstico tardio, bem como tratamentos cosméticos e cirúrgicos desnecessários. É importante também distinguir o transtorno das preocupações normais com a aparência (comuns na adolescência). Os jovens têm mais dificuldades em acessar os procedimentos cosméticos devido às restrições de idade, mas cerca de 50% deles relataram que desejariam tais tratamentos. Houve casos em que os pais apoiaram os procedimentos estéticos enquanto os seus filhos eram menores de idade, acreditando que isso aliviaria seu sofrimento, e há relatos de que um terço dos adultos com TDC tentaram a autocirurgia.

Estudos mostraram que pacientes com o transtorno não revelam suas preocupações sobre a aparência a menos que sejam especificamente questionados. Essas preocupações geram altos níveis de angústia, comportamentos de evitação, deterioração psicossocial, baixa qualidade de vida e desenvolvimento de transtornos mentais comórbidos. A maioria dos pacientes com TDC apresenta cerca de 2,5 vezes mais comorbidades psiquiátricas, sendo os transtornos mais comumente associados à depressão (75%), ansiedade social (40%), transtorno de uso de substâncias (30-50%), transtorno obsessivo-compulsivo (33%), transtornos alimentares (32,5%), ansiedade e suicídio. Brohede *et al.* descobriram que a depressão e a ansiedade eram dez e quatro vezes mais comum nos pacientes com TDC. Os pacientes sempre devem ser rastreados para ideações suicidas e depressão grave, pois trata-se de um transtorno de alto risco para o comportamento suicida, com taxas de ideação de 79,5%. Destes, cerca de 27,6% fazem tentativas fracassadas a cada ano e 0,3% dessas tentativas são bem-sucedidas. Estudos clínicos em jovens com TDC constataram comportamentos de automutilação em 52%, uso indevido de substâncias em 44% e abandono escolar em 33%.

Estudos de ressonância magnética funcional descobriram que indivíduos com TDC utilizam fluxos de processamento visual detalhados aprimorados, em vez de uma abordagem mais global, para visualizar e analisar fotografias de rostos, e o desequilíbrio desses fluxos pode contribuir para uma detecção mais sensível das imperfeições físicas. A etiologia do transtorno pode envolver influências ambientais como pressões socioculturais em direção à perfeição física e provocações/abusos ocorridos na infância. A pergunta que fica é: o TDC tem associação com a crescente preocupação da sociedade com a imagem? O excesso de filtros nas mídias sociais e a procura de pele perfeita pode levar os jovens a procurar tratamentos para sua condição de pele exacerbadamente?

O *Body Dysmorphic Disorder Questionnaire* (BDDQ) é um material que pode auxiliar o profissional no diagnóstico do transtorno. Essa ferramenta de triagem caracteriza-se por alta sensibilidade (94%) e especificidade (90%) na detecção, e explora a insatisfação do paciente com sua aparência e o quanto isso afeta a sua vida. No estudo de Kacer *et al.*, uma parcela significativa dos pacientes afirmou que a preocupação com a aparência repercutiu em suas vidas como trabalho, autoestima, amigos, roupas, relacionamentos e vida social. Características como desemprego e licença médica também se apresentaram com taxas mais elevadas quando comparado aos pacientes sem o transtorno.

O principal papel do dermatologista no tratamento do TDC é preparar o paciente para um futuro tratamento psiquiátrico/psicológico. É importante explicar que a preocupação com o corpo pode se tornar excessiva e ao mesmo tempo reassegurar que não se trata de um caso de "loucura". O dermatologista deve evitar ao máximo o confronto com o paciente, principalmente no primeiro encontro, pois este apresenta ausência de crítica de que a causa da sua preocupação excessiva é uma doença psíquica. Tentar minimizar o caso com frases como: "não se preocupe porque é coisa da sua cabeça" ou "não é uma doença grave porque é tudo psicológico", poderá piorar a sensação de impotência vivida e, como consequência, a quebra da relação médico-paciente.

Quando o dermatologista explica ao paciente, de maneira respeitosa, que o sofrimento da doença é causado pelas preocupações ruminantes características do quadro, este consegue entender a necessidade de realizar o tratamento preconizado. A chave principal da aderência ao tratamento é o vínculo inicial do dermatologista com o paciente. É importante ter paciência e entender que ele necessita de um tempo para aceitar e compreender a sua doença, portanto, não devemos obrigar o paciente a buscar o tratamento psiquiátrico imediato. Devemos tentar motivar o paciente a melhorar sua qualidade de vida e orientar sobre os riscos da realização de procedimentos não necessários, bem como dos prejuízos financeiros devido a procedimentos repetitivos que não aliviam as suas angústias e preocupações. Encaminhar o paciente para um dermatologista que trabalha junto com uma equipe de saúde mental pode ser uma alternativa, pois ele tende a aceitar mais facilmente o acompanhamento em um ambulatório não psiquiátrico.

O tratamento do TDC parece ser eficaz na maioria dos casos e visa a redução dos sintomas e melhora na qualidade de vida. No entanto, uma revisão de prontuários estimou que 84% dos pacientes tiveram recaídas ao descontinuar um tratamento eficaz. A terapia cognitivo comportamental (TCC) é o tratamento não-farmacológico de primeira linha recomendado. Essa modalidade envolve focar em habilidades para entender o problema e desenvolver mecanismos de enfrentamento que ajudarão a melhorar a qualidade de vida, atenuar a atenção autofocalizada, a ruminação, a exigência de reafirmação, a evitação social, entre outros sintomas. Entretanto, não são todos os pacientes que se beneficiam dessa terapia devido à baixa adesão ou a outras comorbidades. Para facilitar o tratamento, novas intervenções em TCC digital parecem ser uma solução promissora para casos leves a moderados e com baixo risco de suicídio, por serem padronizadas e de baixo custo.

O tratamento farmacológico de primeira linha inclui os inibidores seletivos da recaptação de serotonina (ISRS), usados isoladamente ou em combinação com antipsicóticos atípicos. Um estudo *open-label* com fluvoxamina, citalopram e escitalopram revelou que esses antidepressivos melhoram os sintomas do TDC em 63%-83% dos pacientes. Outro estudo verificou que o tempo para recaída foi mais longo e as taxas foram menores em pacientes que continuaram com o escitalopram por mais 6 meses em comparação ao placebo (18% contra 40%). Não há nenhuma diretriz estabelecida em relação à dosagem dos ISRS, mas a experiência clínica sugere que dosagens relativamente altas são frequentemente necessárias para a eficácia do tratamento. Não se sabe se os ISRS são melhores do que a TCC, uma vez que nenhum ensaio randomizado e controlado os comparou diretamente. As diretrizes britânicas baseadas em evidências para o tratamento do TDC recomendam a escolha da TCC individual ou do ISRS no caso de comprometimento funcional moderado e a combinação de TCC com um ISRS quando houver comprometimento funcional grave.

Devemos relembrar que a busca por tratamento dermatológico é comum no TDC e que existe um risco significativo de descontentamento com qualquer tratamento dermatológico feito nesses pacientes. Além disso, é muito provável que a preocupação e a angústia relacionadas à aparência persistam ou se transfiram para outra área do corpo. Ao suspeitar do quadro, o paciente deve ser encaminhado para avaliação com um profissional de saúde mental ou para um dermatologista com experiência específica em Psicodermatoses. É importante fornecer aos pacientes a psicoeducação sobre o TDC e assegurar-lhes que esta condição é bem conhecida e tratável. No passado, o TDC era um transtorno mental ignorado, mas tem sido mais compreendido pelos dermatologistas nos últimos anos. Entretanto, ele ainda é subdiagnosticado e, por isso, perguntas específicas sobre aparência devem sempre ser feitas.

Capítulo **XII**

Tricotilomania: arrancando as emoções por um fio

Isabella Hostalácio Zorzetto
Gabriela Hostalácio

"O pensamento é o ensaio da ação."

(Sigmund Freud)

"Não sei o que acontece comigo. Quando percebo, já fiz novamente. Num momento complicado do meu dia, eu tiro um pedaço do meu cabelo. Acontece mais quando estou sozinha. Eu arranco e quando noto, já estou com um bolo de cabelos nas minhas mãos. É muito mais forte do que eu. Eu não consigo evitar. Hoje já não tenho quase nenhum fio na cabeça. Muitos acham que estou fazendo algum tratamento para câncer. Tenho muito medo de contar o que faço e as pessoas me julgarem e me chamarem de maluca. Eu só gostaria de melhorar, de ter meus cabelos como antes, de ir ao salão de beleza como todas as minhas primas. Uma vez meus cabelos começaram a crescer saudáveis novamente, mas logo voltei a arrancá-los. Já tentei mudar de emprego, mas durante as entrevistas, as pessoas dizem que eu não preencho a vaga, que não me encaixo no perfil, mas eu sei que é por causa da minha careca. Me culpo muito por ser assim".

"Tenho uma coisa para te contar. Eu fico com vergonha de começar a falar, mas acho que eu preciso entender o que está acontecendo comigo. Daqui a pouco todos vão perceber. Quando eu vi, já arranquei e até engoli. Uma vez tive que fazer uma lavagem estomacal. Já tive muitos problemas por isso, mas não consigo explicar. Geralmente faço quando estou deitado. Começo a mexer no cabelo, escolho um que parece diferente, puxo, olho para ele e quando percebo eu já engoli. Não consigo dizer se naquele momento eu estava triste, nem nervoso. Eu faço e não me dou conta".

Hallopeau utilizou pela primeira vez o termo *trichotillomania* em 1889, após encontrar em uma paciente uma forma rara de alopecia resultante do ato de arrancar os cabelos. A tricotilomania é uma patologia dermatológica definida pelo arrancamento repetitivo dos fios de cabelos, levando a um comprometimento local, com áreas muitas vezes de alopecias graves. Atualmente pertence ao grupo de transtornos de controle de hábitos e impulsos. A prevalência varia de 0,6 a 3% da população, com maior acometimento do sexo feminino e estudos mostram um aumento importante desse quadro na infância.

Pacientes com tricotilomania podem apresentar áreas de alopecia em diferentes regiões corporais como o couro cabeludo, braços, pernas, rosto e áreas pubianas. Nas populações jovens, as áreas de preferência são o couro cabeludo, cílios e sobrancelhas, podendo apresentar mais de uma região acometida.

No exame físico, os pacientes apresentam áreas de alopecia com a presença de fios fraturados em diferentes tamanhos. A alopecia areata é o principal diagnóstico diferencial e pode aparecer conjuntamente com a tricotilomania. A avaliação dermatoscópica apresenta-se extremamente importante na diferenciação das duas dermatoses. O exame dermatoscópico é muito utilizado por sua facilidade e por ser um exame não invasivo, diferente da biópsia. Achados de pontos pretos, cabelos enrolados, hastes de vários comprimentos, sinal em V (tricotilose) e fibras em vassoura são encontrados na tricotilomania e os pontos de exclamação estão presentes na dermatoscopia da alopecia areata. O tricograma é um outro exame que pode contribuir para o diagnóstico da doença, pois como normalmente os cabelos telógenos são os primeiros a serem extraídos, assim restam no couro cabeludo quase 100% de cabelos anágenos.

O estudo histológico após biópsia é interessante para afastar outras patologias. São encontrados folículos com infundíbulos dilatados, com rolhas córneas e canais foliculares vazios. Assim como na avaliação após o tricograma, o anatomopatológico revela a maioria dos fios em fase catágena e anágena, devido ao arrancamento dos fios telógenos. Folículos destruídos com hemorragia perifolicular, restos pigmentares junto ao istmo do folículo e tricomalácia (pedaços de pelos dentro do folículo piloso) também podem ser encontrados.

Estudos descrevem sobre a associação significativa entre essa patologia e o prejuízo psicossocial, sendo que a depressão e os transtornos de ansiedade foram os mais comumente associados à tricotilomania, com uma prevalência de 60%. Na infância, os transtornos de ansiedade podem variar de 24 a 30%. Existe uma escassez de estudos sobre essa dermatose, principalmente na infância em que há uma resistência dos pais e dos cuidadores em procurar o atendimento, por não conseguirem associar esse quadro aos distúrbios de ansiedade e de depressão nos pacientes pediátricos.

Os danos físicos encontrados podem ser subestimados, levando a uma maior atenção ao quadro quando ocorre a associação da tricotilomania com a tricofagia (ato de comer os cabelos puxados) que pode levar ao tricobezoar (bolas de cabelos localizadas no estômago) e causar grandes obstruções que necessitam de abordagem cirúrgica. Alguns pacientes também apresentam irritações na pele e infecções secundárias, além das áreas de alopecia.

Algumas comorbidades foram associadas ao quadro, como transtornos de humor, alimentares e de personalidade, levando a um aumento do estresse familiar, causando um ciclo vicioso de comportamento. Muitos pacientes perdem muito tempo na tentativa de camuflar as áreas calvas ocasionadas pela patologia e isso acaba gerando ainda mais ansiedade.

Devido aos poucos estudos, os médicos acabam tendo uma grande dificuldade em encontrar padrões nessa doença. Os últimos estudos descrevem duas formas de tricotilomania: automática e a focada. Na automática, os pacientes realizam a puxada do cabelo com pouca ou nenhuma consciência do ato. No ato focado, eles apresentam consciência da ação e conseguem associar os gatilhos afetivos que provocam esse ato. O padrão automático acomete principalmente as crianças, e o padrão focado, a população adulta. Crianças menores de 10 anos podem não ter desenvolvido as habilidades necessárias de expressividade ou consciência emocional para reconhecer os impulsos sensoriais que normalmente precedem os atos de puxar o cabelo. Nos pacientes com ato focado há uma sensação importante de tensão precedendo o impulso de arrancar os cabelos. Os fios telógenos são primeiramente arrancados, pois os cabelos anágenos são mais difíceis e dolorosos.

O principal tratamento para a tricotilomania visa a estabilização emocional do paciente, buscando avaliação psiquiátrica e psicológica. Adultos que utilizaram N-acetilcisteína (modulador de glutamato) apresentaram resposta superior ao uso de antidepressivos tricíclicos e dos inibidores seletivos da recaptação da serotonina e, por ser um composto com poucos efeitos colaterais e disponível muitas vezes em lojas de alimentos saudáveis, pode ser uma alternativa interessante no tratamento desses distúrbios compulsivos. Dose de 1.200mg/dia a 2.400mg/dia já foram utilizadas.

A tricotilomania na perspectiva psicanalítica é entendida como uma compulsão. Na psicanálise podemos observar duas formas de compulsão, na primeira, o sujeito, ao entrar em conflito e vendo-se capaz de escolher, encontra a saída no ato compulsivo. A segunda, por sua vez, é caracterizada por uma compulsão à repetição, não fundada por um conflito, mas pela própria pulsão, ou seja, há um impulso avassalador que sucumbe o sujeito. O que está em jogo na compulsão é o alívio da ansiedade. Há uma dificuldade nesses pacientes em controlar seus impulsos, mesmo quando possuem consciência sobre seus atos. Em muitos casos, quando o ato impulsivo se agrava, ocorre um isolamento social, podendo também desencadear episódios depressivos.

Pode haver um ritual envolvido no ato de arrancar os cabelos. A pessoa que sofre com a tricotilomania tende a escolher uma mecha no couro cabeludo, passa um tempo afagando os cabelos dessa mecha e aí escolhe um fio cuja textura não lhe agrada, para então arrancá-lo. A pessoa permanece com fio nas mãos por um tempo como se brincasse com ele, para depois jogá-lo fora e em alguns casos os pacientes ingerem o fio. Na maioria das vezes, este ritual é praticado secretamente, enquanto a pessoa está vendo televisão, sozinha ou deitada na cama. Raramente ele acontece na presença de outras pessoas. Neste ritual há uma obtenção de gratificação, uma vez que toda essa ação proporciona alívio. O sujeito também sente prazer ao arrancar o fio e muitas vezes se sente culpado ou envergonhado no final do ritual. Por ser um ato secreto, o sujeito e outras pessoas da sua convivência passam a notar apenas quando há uma falha grande no couro cabeludo e, ficando impossível de se esconder, o sujeito busca por ajuda. No ato de arrancar seu próprio fio de cabelo de forma compulsória, o sujeito busca restabelecer seu equilíbrio interno. O ritual ocupa muitas vezes um lugar de autossatisfação na vida do paciente, momento sagrado de introspecção e, portanto, uma maior dificuldade em abandonar o hábito.

Alguns estudos apontam que a tricotilomania pode estar associada a conflitos sexuais. O sujeito tenta se defender e se proteger de desejos eróticos "inadequados", havendo dessa forma uma perversão em jogo. Kanner considera o arrancar os cabelos semelhante ao ato de chupar o polegar ou roer as unhas. Estudos psicanalíticos apontam que esses pacientes muitas vezes não conseguem sustentar relações com os outros e tentam segurar-se ao *self* quando os outros falham em lhe prover suporte emocional. Muitos desses pacientes sentem-se frustrados e solitários e tornam-se incapazes de iniciar e sustentar relações significativas. Muitos pioram quando há rejeição, perda ou abandono. São pacientes que tendem a apresentar históricos de separações, perdas, desencontros, dificuldades cotidianas e de relacionamentos, expressando uma vida turbulenta. Outras compulsões podem se associar à tricotilomania.

Uma das maiores dificuldades encontradas na clínica desses pacientes constitui-se na relação que estes estabelecem com seus sintomas, o que torna inacessível a interpretação. Não existe um pano de fundo fantasmático a partir do qual se possa ler as compulsões. O que se encontra muitas vezes é a falta justamente dessa tela protetora entre a subjetividade e o real. Muitos apresentam uma falha na dimensão do imaginário, como se o corpo fosse reduzido a uma matéria na qual eles são portadores. Como a interpretação psicanalítica é pautada na desconstrução do imaginário, nesses casos, o uso mandatório da interpretação torna-se então inoperante e até perigosa. O analista precisa abrir espaço para que o sujeito possa construir sua fala, esperando que o paciente possa trazer o ritual para o consciente, para depois construir um sentido para a compulsão.

É necessário que novos estudos sejam realizados para que um algoritmo de tratamento para essa patologia seja sugerido, não esquecendo da importância dessa avaliação pelo psiquiatra e pelo psicólogo. Os profissionais de saúde mental, juntamente com o dermatologista, devem em conjunto tentar identificar os distúrbios relacionados ou considerados gatilhos da patologia para serem tratados integralmente.

Capítulo **XIII**

Vitiligo e a perda de si

Ricardo Villa

Jéssica Schimitt

"*A pele é o espelho do funcionamento do organismo: sua cor, textura, umidade, secura, e cada um de seus demais aspectos refletem nosso estado de ser psicológico e fisiológico.*"

(Ashley Montagu)

"*As manchas no meu menino (3 anos) apareceram há cerca de 1 ano. Estou muito nervosa e assim que elas surgiram eu procurei tratamento dermatológico para ele. Comprei tudo o que foi prescrito, usei certinho e mesmo assim as manchas estão se alastrando rapidamente. Estou fazendo tudo o que eu posso, mas não está resolvendo. Não tenho como te dar informações sobre minha família, pois fui adotada. O pai do meu filho foi embora quando ele tinha 3 meses. Meu filho não conhece o pai e nem quero que isso aconteça. Sabe, não tem sido fácil há muito tempo. Não tive apoio do meu parceiro na gestação, mas até então, estava tudo certo. Estou morando na casa do meu pai e desde que a pandemia começou as coisas pioraram muito, pois as creches se fecharam e eu tive que sair do meu emprego. Claro que meu pai me ajuda, mas ele já é idoso e sabe como é... complicado vigiar uma criança de 3 anos. Daqui dois meses nós vamos nos mudar de cidade... acho que as coisas vão melhorar.*"

"*Após as férias de verão, uma mancha branca apareceu na minha perna. Imaginei ser uma micose de praia e não dei muita importância.*

Tinha certeza que ela desapareceria, como já aconteceu com outras manchas na infância. Lembro que minha mãe me levou ao dermatologista e ele passou um hidratante e um protetor solar... Resolvi tentar esse tratamento, mas passaram alguns meses e novas manchas surgiram, agora no meu rosto e nas minhas mãos. Entrei em choque e não me reconhecia mais. Estava muito manchada. Procurei um médico com urgência e a consulta foi difícil demais. Ele me passou algumas medicações e pouca esperança. Muitas vezes eu tentava me bronzear para ver se a mancha voltava para o tom da minha pele, mas ela ficava ainda pior... Me sugeriram vários tratamentos... desde ervas a benzimentos, mas nada funcionou... As pessoas não conhecem a doença e sempre se cutucam e se olham quando eu estou por perto. Uma vez estava na piscina do clube e vi uma criança me encarando e cochichando com a mãe. Eu sabia que falavam de mim... a criança queria sair da piscina porque eu estava lá... Vi a mãe explicando que o que eu tinha não era contagioso e que ela não precisava deixar a piscina por minha causa. Fiz questão de me intrometer e chamar a criança... expliquei sobre a doença e ela pediu para colocar a mão na minha mancha do rosto. Senti que fiz algo bom... quem sabe o preconceito possa diminuir através da explicação da doença pelas pessoas que a conhecem ou que sofrem com ela.

Vitiligo é uma doença cutânea despigmentante caracterizada pela perda seletiva dos melanócitos que, por sua vez, leva à diluição e ao desaparecimento da melanina (responsáveis pela coloração da superfície cutânea) nas áreas afetadas da pele. A lesão característica é uma mácula totalmente amelanótica, não escamosa, branco-calcária e com margens bem definidas. Recentemente, houve considerável progresso na compreensão da patogênese do vitiligo, que agora é claramente classificado como uma doença autoimune, associada a fatores genéticos e ambientais, alterações metabólicas, estresse oxidativo e perda de adesão celular. O vitiligo não deve ser encarado como uma doença meramente cosmética ou insignificante, pois seus efeitos podem ser psicologicamente devastadores, com uma carga emocional considerável na vida diária.

Trata-se da desordem de despigmentação mais comum, com prevalência estimada de 0,5 a 2,0% da população. Adultos e crianças, homens e mulheres são igualmente afetados, embora as mulheres procurem atendimento médico com maior frequência, possivelmente como resultado do maior impacto social negativo. Pode ser classificado em duas formas principais: vitiligo não-segmentar (VNS) e vitiligo segmentar (VS). O VNS usualmente inicia-se em pessoas jovens, entre 10 e 30 anos, sendo que 25% dos pacientes desenvolvem a doença antes dos 10 anos e até 80% têm seu quadro clínico manifesto até os 30 anos de idade.

Sendo uma desordem multifatorial, caracterizada pela perda de função dos melanócitos, múltiplos mecanismos foram propostos para explicar sua etiopatogênese, contudo, ainda que exista um consenso sobre a natureza autoimune do vitiligo, nenhuma das teorias propostas parece ser suficiente para explicar seus diferentes fenótipos. Importa ainda mencionar que, no passado, acreditava-se que VNS e VS apresentassem mecanismos patogênicos distintos, dada a peculiar apresentação em faixas unilaterais de pele em alguns pacientes, com a hipótese neural ou de mosaicismo somática favorecida na forma segmentar. Entretanto, o padrão de distribuição do VS raramente (ou nunca) é propriamente dermatômico e nem se parece com o padrão de distribuição de doenças associadas a mutações somáticas. Além disso, o infiltrado inflamatório inicialmente descrito no VNS também foi, posteriormente, descrito no VS, sugerindo que essa forma também é mediada por autoimunidade.

A influência da genética no vitiligo é complexa e estudos demonstraram que o vitiligo tende a apresentar agregação familiar, embora o risco genético não seja absoluto. Cerca de 20% dos pacientes têm ao menos um familiar de primeiro grau afetado e o risco relativo, na presença deste, aumenta de 7 a 10 vezes. Gêmeos monozigóticos apresentam uma concordância de 23%, o que enfatiza a importância de fatores estocásticos ou ambientais. Estudos genômicos de larga escala revelaram aproximadamente 50 *loci* diferentes associados ao risco de desenvolver vitiligo. Os genes envolvidos regulam a imunidade, a melanogênese e a apoptose, sendo muitas vezes associados a outras doenças autoimunes, como diabetes do tipo 1, tireoidite e artrite reumatoide. No contexto da autoimunidade, a tirosinase (gene TYR) tem sido estudada como antígeno de grande importância, por ser uma enzima chave na síntese de melanina, bem como o gene NALP1, que codifica uma proteína reguladora do sistema imune inato, que já foi ligada às autoimunidades associadas ao vitiligo, como a tireoidite autoimune.

O estresse oxidativo também tem sido estudado e pode ser o evento inicial que leva à destruição dos melanócitos. Observou-se que os melanócitos do paciente com vitiligo não são apenas mais susceptíveis ao estresse oxidativo do que aqueles de indivíduos não afetados, mas que em resposta ao estresse, os melanócitos desses pacientes liberam quantidades maciças de espécies reativas de oxigênio, causando um aumento dos marcadores de estresse, como superóxido dismutase e uma diminuição/consumo dos mecanismos antioxidantes, como a catalase e a glutationa peroxidase. Dessa forma, haveria um desbalanço entre os sistemas oxidante e antioxidante, resultando em maior sensibilidade dos melanócitos aos estímulos externos e seu estado de senescência precoce, com dano ao DNA, oxidação e fragmentação de proteínas, peroxidação lipídica e desequilíbrio em suas funções celulares.

Outro aspecto interessante da patogênese é a perda de adesão dos melanócitos às células vizinhas, detectadas nas bordas das lesões do vitiligo, possivelmente, explicando o fenômeno de Koëbner. Essa interação entre melanócitos e queratinócitos não requer estruturas específicas de adesão, como os desmossomos, dependendo de moléculas simples, como caderinas e integrinas. Na pele do paciente com vitiligo, até a fricção crônica pode ativar as células epiteliais, que convertem forças mecânicas em sinais bioquímicos, produzindo estresse intracelular e expressão alterada de caderinas.

Tanto a imunidade humoral quanto a celular está implicada na patogênese do vitiligo e muitos de seus meandros têm sido mais bem elucidados nos últimos anos. Nesse contexto, sabe-se que os anticorpos dirigidos contra a superfície e o citoplasma dos melanócitos podem induzir destruição de melanócitos por lise e citotoxicidade celular, tendo sido demonstrado infiltrado de células T CD8+ na epiderme e na derme dos pacientes com vitiligo, bem como aumento dessas células no seu sangue periférico quando o vitiligo se encontra em atividade. Essas células produzem citoquinas e fator de necrose tumoral, sendo o IFN-γ um papel pivotal na patogênese da doença, promovendo o recrutamento de células T CD8+ autorreativas e a transcrição dos genes dos ligantes das quimiocinas na pele lesional. Importa dizer que a expressão das quimiocinas CXCL9 e CXCL10 relaciona-se fortemente com a atividade e/ou com a severidade da doença, e a neutralização de CXCL10 leva à repigmentação em animais de laboratório. A via da Janus kinase (JAK)/STAT tem sido bastante discutida na abordagem da alopecia areata e parece desempenhar um importante papel também no vitiligo.

Quanto ao quadro clínico do vitiligo, foi estabelecido um padrão internacional que separou o vitiligo segmentar das outras formas não segmentares. Esse padrão será utilizado a seguir:

- **Vitiligo generalizado**: trata-se da forma mais comum da dermatose e caracteriza-se pela presença de máculas despigmentadas bilaterais, frequentemente simétricas, com distribuição randômica em toda a superfície corporal. Frequentemente, afeta áreas submetidas à pressão crônica, fricção ou trauma e pode começar na infância ou em adultos jovens;

- **Vitiligo acrofacial**: corresponde à segunda forma mais comum e nela observam-se máculas despigmentadas limitadas às extremidades distais e/ou face, sendo sua característica distintiva a despigmentação distal dos dedos e dos orifícios da face. Posteriormente, pode progredir para outras áreas do corpo e ser classificado como generalizado ou universal;

- **Vitiligo de mucosas**: envolve as mucosas oral e/ou genital. Pode ocorrer no contexto do vitiligo generalizado ou como condição isolada;

- **Vitiligo universal**: refere-se à completa ou quase completa despigmentação da pele e do cabelo (80-90% da superfície corporal). Geralmente, é precedido pelo vitiligo generalizado;

- **Vitiligo focal**: apresenta pequenas lesões despigmentadas isoladas, sem um óbvio padrão de distribuição e que não evolui após um período de 1 a 2 anos;

- **Vitiligo na forma mista**: ocorrência concomitante de VS e VNS;

- **Vitiligo segmentar**: máculas despigmentadas distribuídas em um padrão segmentar, sendo tipicamente associado à leucotriquia e à rápida progressão inicial. Suas características clínicas são similares àquelas da forma não segmentar, mas confinadas a um único dermátomo (envolvido parcial ou completamente). A forma mais comum é a monossegmentar, em que se observam máculas distribuídas em um lado do corpo, embora outros padrões possam ser observados e as lesões possam se estender por mais de um dermátomo (ipsilateral ou contralateral) ou por vários dermátomos delineados pelas linhas de Blaschko. No VS, a cabeça é envolvida em mais de 50% dos casos, sendo mais comum na área dermatômica trigeminal e, posteriormente, no tronco, membros e pescoço. A despigmentação desenvolve-se em um período de 6 a 24 meses, progredindo rapidamente no início e, depois, permanecendo estável ainda que possa voltar a evoluir, geralmente, dentro do mesmo dermátomo, anos depois.

O diagnóstico do vitiligo não costuma oferecer grandes desafios e pode ser feito em bases clínicas pelo achado de máculas adquiridas, amelanóticas, não descamativas, branco calcáreas e com distribuição típica: periorificial, labial, pontas dos dedos/extremidades distais, pênis, áreas segmentares e de fricção. Não costuma requerer testes confirmatórios laboratoriais, como a biópsia (empregada geralmente para excluir outras desordens) e a microscopia confocal *in vivo* (ausência de melanócitos acessada de forma não-invasiva). Adicionalmente, a lâmpada de Wood e a dermatoscopia podem ser empregados na avaliação da extensão e da progressão da doença.

Os diagnósticos diferenciais incluem situações que podem mimetizar a doença, tais como a leucodermia associada ao melanoma, que requer extenso exame físico e minuciosa anamnese para o diagnóstico de uma neoplasia insuspeita e o nevo hipocrômico/acrômico (usualmente presente ao nascimento, cresce proporcionalmente ao crescimento da criança e não tem fluorescência típica à lâmpada de Wood). Deve ser dada atenção ao risco aumentado e, portanto, à necessidade de avaliação cuidadosa da associação com outras doenças autoimunes (tireoidite de Hashimoto, alopecia areata, artrite reumatoide, diabetes, doença de Addison, anemia perniciosa, lúpus sistêmico e psoríase) e à repercussão psicológica e sobre a qualidade de vida da doença.

O tratamento do vitiligo ainda é um dos maiores desafios na Dermatologia, sendo importante assegurar ao paciente que as opções disponíveis são eficazes e seguras. A escolha do tratamento depende de diversos fatores como subtipo, atividade, extensão e distribuição da doença, idade do paciente, fototipo, efeito na qualidade de vida e motivação para o tratamento. É importante lembrar que a face, pescoço, tronco e as porções mais proximais dos membros respondem melhor à terapia, enquanto os lábios e as extremidades distais são mais resistentes. Inicialmente, a repigmentação surge com padrão perifolicular ou na periferia das lesões, e cada opção terapêutica deve ser avaliada ao menos por 2 a 3 meses quanto à sua eficácia, antes de ser descartada.

O subcomitê para estudos do vitiligo do Fórum Europeu de Dermatologia estabeleceu diretrizes baseadas nas melhores evidências. O tratamento de primeira linha inclui o tratamento tópico (corticoides e inibidores de calcineurina), enquanto os de segunda linha consistem em fototerapia (UVB de banda estreita – UVB NB, e psoralênico associado ao UVA – PUVA) e corticoides sistêmicos. Por fim, os de terceira linha consistem em enxertos e em outras abordagens cirúrgicas na despigmentação. Nas formas não segmentares do vitiligo, os pacientes podem experimentar uma progressão rápida da doença ao longo de semanas a meses. Essa situação requer uma intervenção urgente com minipulso de corticoide sistêmico que pode ser realizado seguindo algumas sugestões de posologia.

Os corticosteroides tópicos têm sido utilizados desde 1950 pelos seus efeitos imunomoduladores e anti-inflamatórios. Em recente revisão e metanálise a respeito da eficácia dos inibidores tópicos de calcineurina (ITC), foram comparados aos corticosteróides e não foram inferiores na repigmentação, especialmente em pacientes pediátricos. Outra metanálise revelou que os ITC em monoterapia produziram resposta moderada ou marcada em 56,6% dos pacientes após 3 meses de tratamento. Ainda vale a pena destacar que a associação dos ITC à UVB NB parece oferecer resultado superior ao de ambos os tratamentos feitos isoladamente.

Dado o bom perfil de segurança em crianças e adultos, assim como a ausência de toxicidade sistêmica, o UVB NB emergiu como terapia de escolha para pacientes com vitiligo envolvendo mais de 10% da superfície corporal. Trata-se de uma opção superior ao PUVA no que concerne aos resultados, podendo-se obter ao menos 75% de repigmentação em 19 e 36% dos pacientes, respectivamente, em 6 e 12 meses de tratamento. Algumas situações terapêuticas específicas merecem ser mencionadas. Abordagens cirúrgicas como mini-enxertos ou enxertos parciais de pele podem ser oferecidos aos pacientes com VS ou com formas não segmentares estáveis, após um ano e sem o fenômeno de Koëbner. A despigmentação também pode ser considerada em casos selecionados, tais como formas muito disseminadas e refratárias ao tratamento ou muito visíveis na face e nas mãos, sendo opções o uso da monobenzona, dos laseres (Q-switched alexandrite 755-nm ou Q-switched ruby 694-nm) e a crioterapia.

Como destacado, o vitiligo é um desafio terapêutico e novas opções encontram-se em estudo, merecendo menção: a afamelanotida (um análogo sintético de hormônio estimulador de melanócito), que se mostrou benéfica e com efeito sinérgico quando associada à fototerapia; a bimatoprosta (um análogo de prostaglandina) que foi superior à mometasona num ensaio controlado; e os inibidores de JAK (como o ruxolitinibe por via tópica, que foi capaz de melhorar em 23% o escore de área da doença após 20 semanas).

Os impactos psicossociais relacionados à doença de pele são evidentes, visto o estigma social atribuído ao corpo que não atende às exigências preconizadas pelo padrão estético vigente. Logo, percebe-se o sofrimento psíquico nos pacientes que convivem com o vitiligo e uma maior probabilidade de desenvolverem sintomas emocionais. Relatos associam o início do processo de despigmentação da pele a eventos traumáticos com caráter físico (queimaduras solares) ou psicológico como perdas, lutos e rupturas. Para adentrar na intersecção dos temas pele e psiquismo, é preciso compreender o sentido atribuído ao maior órgão do corpo humano. É a partir de sensações cutâneas que precedem o nascimento que a criação do espaço psíquico originário é viabilizada. O toque, primeiro sentido a se desenvolver no ser humano, (entre a 5ª e 6ª semana de gestação) inaugura o contato e a relação com o outro, repercutindo na percepção de amparo através da estimulação tátil. Ou seja, antes mesmo do nascimento, a pele carrega consigo o significado e o simbolismo da experiência emocional e afetiva. Retomar uma das inúmeras funções da pele, sendo uma delas, a expressão de sentimentos e das emoções nos fornece sustentação para afirmar que não só as lesões visíveis do vitiligo causam impactos psicossociais como também se constituem como projeção de uma história emocional pregressa. O vitiligo, por apresentar sintoma aparente, torna-se uma doença dermatológica que circula entre o domínio privado do indivíduo e o cenário público, visto que além de manejar as lesões, o paciente necessita enfrentar o estigma social atrelado ao processo de despigmentação da pele. Diante do contexto social desafiador, o indivíduo pode apresentar sofrimento psíquico significativo sustentado pela intensificação dos sentimentos de vergonha, medo, tristeza, solidão e inadequação. Em vista disso, portadores de vitiligo apresentam indicadores altos no que se refere a comorbidades em saúde mental, especialmente, depressão e ansiedade.

O processo de saúde-doença do vitiligo nos remete à pele como veículo concreto de expressão de traumas e de rupturas. Ou seja, a superfície é o maior órgão do corpo humano como significante de sofrimentos e de conflitos emocionais que não puderam ser viabilizados verbalmente. Na obra intitulada "O Eu-pele", Didier Anzieu (1988) traz contribuições importantes para a clínica psicanalítica ao propor a reflexão a respeito da função da pele para o desenvolvimento do psiquismo. O Eu-pele seria uma figura de linguagem utilizada para colocar em evidência a ligação da dimensão biológica e cultural no processo de formulação da noção do Eu. O psicanalista francês apresenta a pele como um meio que reúne a realidade orgânica e o cenário social, constituindo-se como tessitura simbólica do psiquismo. Além disso, expõe a pele como o marcador de uma fronteira real entre o corpo orgânico e o mundo externo, sugerindo que doenças psicossomáticas, entre elas, as Psicodermatoses como o vitiligo, estão relacionadas ao exercício ambivalente de impor limites e experienciar relações a partir do dispositivo da corporeidade. Nesse sentido, os sintomas visíveis na pele podem ser entendidos como expressão de afetos, limites, desejos e, também, de deslocamento e descarga de tensão advindas de traumas e de experiências emocionalmente intensas direcionadas ao corpo.

Por muito tempo, apresentar sintomas físicos como meio de expressão de emoções e afetos foi associado à incapacidade do sujeito em expressar verbalmente o conteúdo psíquico. Os termos alexitimia e pensamento operatório que significam, respectivamente, a dificuldade em empregar palavras para nomear emoções e o investimento intenso na realidade externa de forma objetiva e pragmática, têm sido utilizados para justificar a ausência de outras formas de expressão que resultam no adoecimento e em sintomas orgânicos. O conceito psicológico da alexitimia nos fornece contribuições importantes para pensar acerca da dificuldade do paciente em descrever suas próprias emoções, assim como diferenciar sentimentos de sinais corporais de excitação. Diante da incapacidade para o processamento das emoções, o indivíduo estaria mais suscetível a contrair doenças, incluindo as dermatológicas, visto a íntima ligação da alexitimia com mudanças na atividade nervosa simpática, bem como alterações do sistema imunológico e da atividade cerebral. Nesse sentido, há de se considerar a natureza complexa das manifestações do psiquismo no corpo. A compreensão do fenômeno psicossomático é facilitada quando reconhecemos que tanto a doença quanto a saúde, por se manifestarem no corpo, possuem uma dimensão biológica, subjetiva e social, estas, sempre interligadas. Biológica, pois apresenta sintomas identificáveis, subjetiva, pois afeta o modo como o sujeito se sente e como experimenta as relações e social, pois assume em si, uma representação simbólica no sistema cultural em que está inserida.

A intervenção psicológica como uma das etapas do acompanhamento multidisciplinar em pacientes que convivem com o vitiligo percorre a compreensão dos processos emocionais que influem no desencadeamento de novas manchas no corpo, visto que a despigmentação da pele se mostra acelerada em episódios de vida em que o estresse se faz presente. A partir daí, é possível criar estratégias de enfrentamento ao estresse emocional e encontrar novas vias de expressão de afeto para fins de vazão do conteúdo simbólico represado. Ainda, é investido no fortalecimento da autoestima e na autoconfiança do indivíduo a partir de potencialidades que lhe são singulares.

Olhar para a pele com vitiligo a partir de uma perspectiva que considere a expressão de emoções na superfície cutânea como uma via possível e aceitável é também terapêutico, visto que retira a culpabilização do paciente pelo processo de despigmentação da pele, e a reinserção no contexto social é, assim, facilitada em vista da diluição do potencial estressor das relações interpessoais. Nesse sentido, o suporte social nas modalidades de grupos de apoio de pessoas que compartilham a condição do vitiligo é capaz de produzir o senso de pertencimento que está prejudicado em pacientes dermatológicos. Além disso, abrir o tema do vitiligo, a fim de disseminar informações corretas e desconstruir mitos a respeito da dermatose, auxilia no processo de aceitação dos pacientes.

Capítulo **XIV**

Psicofarmacologia na Dermatologia

Sérgio Prior

Gabriela Tranquillini

"Para os males extremos, só são eficazes os remédios intensos."

(Hipócrates)

Querido leitor, a farmacologia é fascinante e muito complexa. Neste capítulo, vamos trazer algo que nós mesmos ainda não tínhamos visto: informações de forma clara e sem perder a profundidade. Vamos revisar juntos o que tem de mais importante para o tratamento das Psicodermatoses!

Breve história da psicofarmacologia

A utilização de substâncias psicoativas pela nossa espécie remonta à pré-história. A maconha possui seu primeiro registro em 27.000 a.C. e no final do século XIX virou moda entre artistas e escritores franceses. Ela também era utilizada como fármaco para dilatar brônquios e curar dores. O primeiro levantamento domiciliar sobre consumo de psicotrópicos, realizado em 2001, mostrou que 6.7% da população consultada já havia experimentado maconha pelo menos uma vez na vida.

Em 5000 a.C., os sumérios registravam que o ópio seria representativo da alegria e do regozijo. Platão referia-se às drogas como algo que se situava entre as coisas que, simultaneamente, podiam ser benéficas ou prejudiciais. Paracelso afirmava que a diferença entre remédio e veneno recaia apenas na dose utilizada, e Hipócrates, o pai da Medicina, definia a droga como toda substância que ao não ser vencida pelo corpo humano teria a capacidade de vencê-lo.

O álcool, uma das mais antigas substâncias psicoativas, passou a ser consumido em larga escala após a Revolução Industrial como forma de apaziguar o descontentamento dos operários que enfrentavam condições árduas de trabalho. Em 1860 foi sintetizada a cocaína. Freud debruçou-se sobre as propriedades desta substância culminando com a publicação do seu ensaio "Über coca" (1884). Nesta época, o uso da substância para o tratamento de ansiedade e de depressão tornou-se comum. Em eventos bélicos, a morfina foi utilizada indiscriminadamente, fato que levou à dependência de uma legião de soldados.

As anfetaminas (década de 30) e as drogas sintéticas (anos 80), cuja produção passou a ocorrer em laboratórios ilegais e com baixo custo, tornaram-se atraentes para consumidores cada vez mais jovens. A droga saiu dos salões e dos clubes elitistas para invadir as ruas das cidades e os bairros de operários. Hoje, a sociedade brasileira enfrenta um dos maiores desafios contemporâneos com seus determinantes psíquicos, sociais e econômicos.

A criação da farmacologia moderna

A síntese da Clorpromazina (1950) é o grande marco do início da farmacologia moderna e diferentemente das medicações sedativas e hipnóticas, ela foi o primeiro agente psicoativo que de fato atuava sobre os quadros psicóticos ao invés de apenas causar sedação e indução de sono.

Os Antidepressivos Inibidores da Monoaminoxidase (IMAOs) agem no sistema nervoso central (SNC), no sistema nervoso simpático, fígado e no trato gastrointestinal. Devido ao risco de efeitos adversos e de interações medicamentosas graves, os IMAOs caíram em desuso no Brasil. Seus efeitos colaterais incluem a síndrome serotoninérgica e as crises hipertensivas. A primeira, apresenta-se com sintomas de confusão, hipomania, agitação, diarreia, febre, diaforese, náusea e vômitos. Ela pode ocorrer na associação com outros antidepressivos ou na substituição de antidepressivos quando não se observa período de lavagem (*wash-out*). A segunda, decorre da interação de IMAOs com substâncias ricas em tiramina ou aminas biogênicas, causando cefaléia intensa, palpitações, dor torácica e dilatação das pupilas.

Os Antidepressivos Tricíclicos mostraram ações terapêuticas além do tratamento dos transtornos depressivos, como o transtorno do pânico (TP), o transtorno de ansiedade generalizada (TAG), o transtorno obsessivo-compulsivo (TOC), o transtorno de estresse pós-traumático (TEPT) e as síndromes dolorosas. Apesar da boa eficácia, eles apresentam ações farmacológicas indesejáveis. Como exemplo citamos a amitriptilina, que atua bloqueando a recaptação de serotonina e noradrenalina. É aprovada pela *Food and Drug Administration* (FDA) para tratamento do transtorno depressivo maior em adultos (TDM) e suas outras indicações (não aprovadas pela FDA) incluem: TAG, TEPT, insônia, dor crônica (neuropatia diabética, fibromialgia), síndrome do intestino irritável, cistite intersticial (síndrome da dor na bexiga), profilaxia da enxaqueca, neuralgia pós-herpética e sialorréia.

Os Antidepressivos Inibidores Seletivos da Recaptação de Serotonina (ISRS) causaram uma revolução na psicofarmacologia. Foram introduzidos no final da década de 1980 e são amplamente prescritos na saúde mental e no cuidado primário. Stahl (2013) afirma que são realizadas até seis prescrições por segundo de ISRS no mundo. Eles totalizam 6 drogas (fluoxetina, sertralina, paroxetina, fluvoxamina, citalopram e escitalopram) que têm em comum uma característica farmacológica específica: a inibição seletiva e potente da recaptação de 5-hidroxitriptamina (5HTP). Entretanto, cada uma dessas drogas tem propriedades farmacológicas específicas, o que permite explicar por que alguns pacientes apresentam melhores respostas clínicas a determinado ISRS do que a outros. Dentre os efeitos colaterais encontram-se náuseas, vômitos, irritabilidade, ansiedade, insônia, cefaléia e, com menor frequência, agitação, espasmos, tique e comportamento suicida. Além do tratamento dos transtornos depressivos, existem múltiplas indicações clínicas em que se utilizam os ISRS. A Fluoxetina foi o primeiro ISRS aprovado nos Estados Unidos da América, inicialmente, para o TDM em adultos e em crianças e, posteriormente, para TOC, TP, bulimia nervosa e transtorno disfórico pré-

-menstrual (TDPM). O Citalopram foi lançado em 1989 e suas indicações formais incluem o TDM, TOC e TP, não sendo aprovado para uso pediátrico. A Paroxetina foi difundida em 1993 para tratamento do TDM e também é indicada para o TP, TEPT, fobia social, TOC e TAG. A Sertralina é indicada para o tratamento de TDM, TOC (adultos e crianças), TP, fobia social, TEPT e TDPM. O Escitalopram é indicado para o tratamento do TDM, TP, TAG e fobia social e a Fluvoxamina é indicada para TDM e TOC (em crianças, apenas para o tratamento do TOC).

Os Antidepressivos Inibidores da Recaptação de Serotonina e de Noradrenalina (IRSN) são drogas em que os efeitos terapêuticos são mediados pelo bloqueio simultâneo dos transportadores 5-HTP e de noradrenalina. Compreendem a venlafaxina, desvenlafaxina e duloxetina. A Venlafaxina também pode apresentar síndrome de descontinuação (assim como os ISRS), e em casos de superdosagem, ela pode aumentar o risco de convulsões e ter efeitos colaterais como: boca seca, constipação, retenção urinária, visão turva e sudorese. A Desvenlafaxina é o principal metabólito da venlafaxina. Ela tem pequeno metabolismo hepático e um risco menor de interações farmacocinéticas quando comparada com a venlafaxina, além de ser bem tolerada nas doses recomendadas. A Duloxetina foi comercializada em 2004, está indicada como primeira linha no TDM, na dor neuropática associada com diabetes, na incontinência, devida a estresse, no TAG e na dor musculoesquelética crônica. Pode estar associada à síndrome de descontinuação, porém, em menor frequência do que outros antidepressivos devido a sua meia-vida mais longa e à potente ligação proteica.

A Trazodona é um inibidor da recaptação de serotonina e antagonistas alfa-2. Descoberta nos anos 60, provou ser um antidepressivo comparável a outras classes de medicamentos como os tricíclicos, ISRS e os IRSN. Às vezes, é usada devido ao seu efeito sedativo-hipnótico. O desenvolvimento da formulação de liberação prolongada desta medicação objetivou otimizar sua eficácia antidepressiva e a melhorar o esquema de tratamento e a adesão dos pacientes no combate ao TDM. É um antidepressivo eficaz com riscos relativamente baixos de efeitos colaterais, como ganho de peso, efeitos na esfera sexual ou anticolinérgico (constipação, retenção urinária e boca seca).

A Reboxetina é um inibidor seletivo da recaptação de noradrenalina. Aprovada para o tratamento do TDM em muitos países europeus e considerada útil no tratamento da narcolepsia, no transtorno de déficit de atenção e de hiperatividade (TDAH), no TP e na depressão em portadores da doença de Parkinson. Além disso, é uma opção terapêutica eficaz e segura na dependência de cocaína. Entretanto, vários trabalhos demonstraram a ineficácia deste fármaco para o tratamento dos quadros depressivos.

A Bupropiona trata-se de um inibidor seletivo da recaptação da dopamina. Apresenta ação noradrenérgica e dopaminérgica e está indicada no TDM, TDAH e na dependência ao tabaco e à cocaína ("fissura"). O FDA aprovou o uso da combinação de bupropiona e naltrexona para o combate à obesidade.

A Mirtazapina é um antidepressivo noradrenérgico e específico serotonérgico. É eficaz e bem tolerada no tratamento de pacientes com TDM moderado a grave, na depressão refratária e na redução dos efeitos extrapiramidais de drogas antipsicóticas. O baixo potencial de interação com medicamentos torna a mirtazapina uma opção importante para o TDM em pacientes que necessitem do uso de vários fármacos, sendo útil também em pacientes com depressão que apresentam sintomas ansiosos e insônia.

A Agomelatina é um agonista de receptores melatoninérgicos MT1 e MT2 e antagonista de 5-HT2C. A melatonina exerce ações benéficas sobre o sono, alterações do humor, aprendizado, memória e neuroproteção. Ela apresenta eficácia semelhante aos demais antidepressivos.

A Vortioxetina é um modulador dos receptores 5-HT e inibidor do transportador de serotonina. Sua ação pró-cognitiva é marcante, sendo superior à da duloxetina. É eficaz no tratamento do TDM e pode ser benéfica nos pacientes que apresentam disfunção sexual em função de efeitos colaterais de alguns antidepressivos. Geralmente, é bem tolerada, com náuseas leves e moderadas, juntamente com cefaleia transitória.

O Lítio é um estabilizador de humor e foi usado farmacologicamente pela primeira vez no século XIX por ter um efeito profilático na depressão recorrente (depois os efeitos antimaníacos foram descobertos). Tem sido usado para o tratamento do transtorno afetivo bipolar (TAB), tanto na fase aguda quanto na de manutenção nos últimos 65 anos. Sua prescrição decaiu nas últimas décadas em função das preocupações com a possibilidade de toxicidade e da necessidade do controle da litemia de forma sistemática. O surgimento de novos agentes estabilizadores de humor como o valproato e os antipsicóticos atípicos também influenciaram na diminuição da sua prescrição. Atualmente, o lítio é considerado o tratamento de escolha para a profilaxia a longo prazo de novos episódios depressivos e maníacos, e é o único medicamento com eficácia antisuicida estabelecida no TAB. A literatura médica indica alterações neuroanatômicas significativas no TAB e, portanto, o lítio tem sido proposto para exercer seus efeitos por meio de mecanismos associados à plasticidade neuronal. A neuroimagem de pacientes submetidos a tratamento com lítio demonstra aumento do volume de massa cinzenta em áreas do cérebro implicadas no processamento emocional e no controle cognitivo, o que sugere que o lítio tem efeitos neurotróficos consideráveis.

Os anticonvulsivantes também fazem parte da gama de opções dos psicofármacos. A Carbamazepina causa diminuição da hiperexcitabilidade cerebral, mecanismo supostamente responsável pelos quadros de mania e de hipomania no TAB. A Oxcarbazepina demonstrou ter eficácia antimaníaca com um perfil de efeitos colaterais favoráveis, produzindo menos discrasias sanguíneas e menos interações medicamentosas. A Lamotrigina tem um perfil de efeitos colaterais mais favoráveis do que os antiepilépticos clássicos, apesar da temida síndrome de Stevens-Johnson, que é pouco frequente. Ao contrário dos antipsicóticos típicos, que são mais eficazes no controle da mania do que da depressão, a lamotrigina é especialmente eficaz em pacientes com predomínio de fases depressivas. O Ácido Valpróico foi aprovado para o tratamento da mania e a popularidade da sua prescrição diminuiu no final dos anos 90 e nos anos 2000, à medida em que a maior eficácia da olanzapina para o tratamento antimaníaco ficou comprovado. Alguns dos efeitos colaterais incluem tremores, sedação, pancreatite, toxicidade hepática, ganho de peso e síndrome dos ovários policísticos.

Os medicamentos antipsicóticos utilizados no tratamento da esquizofrenia foram introduzidos na clínica na década de 1950. Os psiquiatras não utilizavam o termo antipsicótico até o final dos anos 60. Inicialmente foram batizados de "neurolépticos" ou "tranquilizantes maiores" (em oposição aos benzodiazepínicos, os "tranquilizantes menores"). Atualmente são agrupados em duas categorias: "antipsicóticos típicos" e "antipsicóticos atípicos".

Os antipsicóticos típicos ou neurolépticos são divididos em dois grupos: os de "alta potência" (haloperidol, flufenazina, trifuoperazina, tiotixene) e os de "baixa potência" ou sedativos (clorpromazina, tioradazina). Eles são fundamentalmente eficazes no tratamento dos sintomas positivos da esquizofrenia (alucinações, delírios), sendo questionável sua ação sobre sintomas negativos (embotamento afetivo e pobreza de discurso). Centenas de ensaios clínicos controlados comprovam que o tratamento de manutenção a longo prazo com os antipsicóticos típicos, reduzem drasticamente a frequência de recidivas e de hospitalizações. Eles causam efeitos colaterais relativamente comuns como os efeitos adversos extrapiramidais (síndrome de Parkinson, reações distônicas agudas, acatisia, acinesia e síndrome neuroléptica maligna).

Os antipsicóticos atípicos ou de segunda geração incluem a clozapina, risperidona, paliperidona, olanzapina, quetiapina, aripiprazol, amisulprida, lurasidona e brexipiprazol e representam um grande progresso no tratamento da esquizofrenia (doentes refratários e graves). A Clozapina não eleva os níveis plasmáticos de prolactina (alteração responsável pela amenorreia) e seus efeitos colaterais podem ser manejados, tolerados ou evitados com o aumento gradual da dose, além de chance de desaparecimento com a continuação do tratamento. É surpreendente a tendência de subprescrição dessa medicação, apesar de todas as evidências científicas nas últimas décadas de tratamento e de pesquisa. A desinformação por parte dos médicos e o temor quanto aos efeitos colaterais podem explicar esse fenômeno. A Risperidona foi comercializada pela primeira vez em 1994 nos EUA e no Brasil. É muito utilizada no tratamento da esquizofrenia e como adjuvante terapêutico em diferentes desordens como TDM, TAB e doença de Alzheimer. Trata-se do antipsicótico atípico mais utilizado em crianças. Seu antagonismo serotonérgico e dopaminérgico balanceado parece reduzir a possibilidade de efeitos extrapiramidais, além de ter atividade terapêutica sobre os sintomas negativos e afetivos da esquizofrenia. A Paliperidona é o principal metabólito ativo da risperidona, com menor potencial de hipotensão ortostática e com boa tolerabilidade. A apresentação injetável de ação prolongada é indicada para a prevenção de recorrência dos sintomas da esquizofrenia, tratamento do transtorno esquizoafetivo e como um adjuvante aos estabilizadores de humor e antidepressivos. Os efeitos colaterais mais comuns são: hipotensão postural, taquicardia, sonolência, acatisia, distonias, ganho de peso, disfunção erétil e hiperprolactinemia. A Olanzapina demonstrou uma maior afinidade pelos receptores serotonérgicos 5-HT2 do que pelos receptores dopaminérgicos. Ela foi aprovada pelo FDA em 1996 para o tratamento da esquizofrenia e no mesmo ano, a Agência Europeia de Medicamentos autorizou seu uso no TAB. Em 2003 foi aprovada para o tratamento de episódios depressivos no TAB em combinação com a fluoxetina. Ela também é utilizada no tratamento de transtornos do comportamento em pacientes com demência nos quais sintomas como agressividade e psicóticos são proeminentes. A Quetiapina atua em diferentes subtipos de receptores no SNC e não tem necessidade de monitorização sanguínea. Sua ação farmacológica e do seu principal metabólito, norquetiapina, ocorre da ação simultânea nos receptores 5-HT2, D1 e D2. As indicações médicas aprovadas pelo FDA são para o tratamento da esquizofrenia e do TAB, assim como os transtornos do comportamento em pacientes com demência. Ela é o único antipsicótico atípico aprovado em monoterapia para a depressão bipolar. O Aripiprazol é um tratamento eficaz e bem tolerado para portadores de esquizofrenia, transtorno esquizoafetivo, TAB moderado a grave e episódios maníacos. A menor frequência de sedação e o fato de não afetar a função cognitiva melhoram sua adesão e o colocam em boa opção terapêutica. Possui grande afinidade pelos receptores D2, D3, 5-HT1A e 5-HT2A e não apresenta afinidade relevante pelos receptores muscarínicos, o que resulta em baixo efeito sedativo e baixo risco de ganho de peso. A Amisulprida pertence à classe das benzamidas e apresenta rapidez de ação sobre os sintomas positivos e negativos na esquizofrenia (além de ter perfil terapêutico para o TAB) e elevada afinidade aos receptores dopaminérgicos D2 e D3. Não provoca ganho de peso, porém, tem um efeito pronunciado de elevação da prolactina, independente da dosagem utilizada, com reversão após a interrupção do seu uso. A Lurasidona é aprovada para o tratamento agudo e de manutenção da esquizofrenia e da depressão bipolar em monoterapia ou em combinação com lítio ou valproato. Tem potente antagonismo no 5-HT7, alta afinidade para 5-HT2A e D2 e baixa afinidade para M1, H1, 5HT2C, o que causa menor chance da incidência de efeitos colaterais como sonolência e ganho de peso. O Brexpriprazol é um modulador da atividade da serotonina-dopamina, atua como agonista parcial dos receptores 5-HT1A e D2, bem como um potente antagonista do 5-HT2A e dos receptores noradrenérgicos alfa1B e alfa2C. Em julho de 2015, ele recebeu sua primeira aprovação nos EUA para uso como tratamento adjuvante do TDM e da esquizofrenia. Em vários países está em desenvolvimento para TDM, esquizofrenia, TEPT e agitação em pacientes com demência do tipo Alzheimer.

Os Ansiolíticos e Hipnóticos são divididos em duas classes: Benzodiazepínicos e Drogas Z.

Os benzodiazepínicos estão entre os agentes farmacológicos mais prescritos nos EUA (mais de 112 milhões de prescrições no ano de 2007). O primeiro descoberto foi o clordiazepóxido (meados da década de 1950). Os benzodiazepínicos iniciais tinham baixa a média potência e foram usados com opções de primeira linha para o tratamento de insônia e de ansiedade devido ao seu potencial relativamente baixo de toxicidade. Estes foram seguidos pelos benzodiazepínicos de alta potência, como alprazolam, lorazepam e clonazepam, que foram usados para o tratamento de TP e como adjuvantes no tratamento da mania aguda ou agitação e TOC. Os benzodiazepínicos de alta potência têm um início de ação mais rápido, mas também um risco aumentado de efeitos adversos. O Alprazolam é um benzodiazepínico de ação rápida, alta potência, com meia-vida de 6-27 horas. Foi o primeiro a ser utilizado como tratamento do TP, mostrando-se efetivo e bem tolerado, mas pode gerar ansiedade rebote com a descontinuação abrupta (devido à meia-vida curta). O Clonazepam comporta-se como um agonista potente dos receptores GABA-A e um agonista serotonérgico. Tem efeito anticonvulsivante e ansiolítico, e quando associado aos ISRS acelera a resposta ao tratamento do TP. A ansiedade rebote é praticamente inexistente quando comparada à descontinuação do alprazolam, isso em função da meia-vida longa. Devido à sua pequena solubilidade lipídica, ele apresenta menos chance de causar amnésia anterógrada. O Lorazepam é outro benzodiazepínico de alta potência que apresenta uma ação rápida. Tem uma solubilidade lipídica menor quando comparado com o alprazolam, o que sugere um menor risco de efeitos colaterais amnésicos. A afinidade pelos receptores GABA-A é menor quando comparada com o alprazolam, porém, maior quando comparada ao clonazepam. Apresenta efeitos anticonvulsivantes e é adjuvante no tratamento dos quadros psicóticos quando evidenciam agitação e mania. É o único benzodiazepínico que passa pelo processo de glucuronidação sem ter metabolização prévia do citocromo p-450. Esta característica possibilita o uso em pacientes portadores de disfunção hepática e renal. O Midazolam é um benzodiazepínico de ação rápida, sendo 1.5-2 vezes mais potente que o diazepam e com um poder hipnótico maior do que o diazepam, por interferir com a recaptura de GABA. É usado como ansiolítico e tem ação hipnótica. Pode ser utilizado na forma intramuscular e endovenosa. Sua lipofilia é responsável pela absorção rápida, por atravessar a barreira hematoencefálica e causar o início rápido dos efeitos clínicos. Como outros benzodiazepínicos, o midazolam causa vasodilatação periférica com consequente diminuição da pressão arterial. Os efeitos amnésicos do midazolam são mais intensos do que os causados pelo diazepam, mas menores do que os causados pelo lorazepam. O Diazepam é um benzodiazepínico de ação prolongada, potência mediana e é usado como anticonvulsivante, ansiolítico, sedativo e miorrelaxante. Está à disposição nas formas oral, intramuscular e intravenosa.

Alguns fármacos são classificados como hipnóticos por atuarem no complexo BZD-GABA, mas não são benzodiazepínicos. São as chamadas Drogas-Z. Foram aprovadas pelo FDA em 1989 para o tratamento da insônia e atuam nas subunidades alfa1, levando a uma ação preferencialmente hipnótica. A Eszopiclona representa uma opção efetiva e bem tolerada para o tratamento de insônia. Ela é rapidamente absorvida após administração oral, tem meia-vida de 1 hora e é eliminada em 6 horas. O Zolpidem é um agente imidazopirínico indicado para o tratamento de curta duração da insônia (menor do que 4 semanas). Há a possibilidade de abuso, dependência e síndrome de descontinuação. O Zaleplon é um agente hipnótico, pirazolopirimidina, indicado para o tratamento de curto prazo (2 a 4 semanas) da insônia. Como a maioria dos agentes hipnóticos, pode ser usado no tratamento da insônia inicial, mas sua curta duração de efeito clínico também permite que os pacientes tomem a medicação mais tarde, sem que ocorram efeitos residuais na manhã seguinte. Comparado com o flurazepam, o zaleplon causa significativamente menos comprometimento psicomotor e cognitivo. A Ramalteona foi o primeiro agonista dos receptores de melatonina MT-1 e MT-2 a ser aprovado para o tratamento da insônia. Não é classificado como substância controlada. Os efeitos colaterais, de natureza leve ou moderada, são sonolência, fadiga e tontura e não apresenta potencial para abuso ou dependência. A Buspirona é um ansiolítico, agonista parcial dos receptores serotonérgicos 5-HT1A, antagonista dos receptores D2 e com fraca afinidade para 5-HT2. Inicialmente foi desenvolvido para uso no tratamento do TAG, mas também é útil em vários transtornos neurológicos e psiquiátricos, na atenuação de efeitos colaterais das medicações utilizadas no tratamento da doença de Parkinson, ataxia, depressão, fobia social e alterações comportamentais após-lesão cerebral ou que acompanham a doença de Alzheimer.

Uso das medicações psiquiátricas na dermatologia

Existe uma relação bidirecional entre transtornos psiquiátricos e as condições médicas no geral. O aumento da prevalência dos transtornos psiquiátricos tem sido observado em doenças médicas crônicas e os pacientes com doença mental grave apresentam maiores taxas de comorbidades médicas em relação à população em geral. Calcula-se que 25-30% dos pacientes com doenças dermatológicas crônicas apresentam comorbidades psiquiátricas, as quais muitas vezes influenciam os resultados dos tratamentos dermatológicos. Postula-se que fatores psicológicos desempenham um papel importante na gênese de uma série de condições dermatológicas, como psoríase, acne, alopecia areata, dermatite atópica, vitiligo e rosácea. O estresse psicológico altera a permeabilidade da homeostase da barreira epidérmica, podendo atuar como precipitante de patologias como a dermatite atópica e a psoríase.

Os pacientes com Psicodermatoses frequentemente resistem a uma avaliação psiquiátrica, seja pelo estigma ou pelo desconhecimento do componente psicológico na sua doença cutânea. Este é um dos motivos pelos quais o entendimento das Psicodermatoses pelo dermatologista e/ou generalista se faz de extrema importância. O dermatologista deve ter manejo do uso dos psicotrópicos para possibilitar o manejo dos sintomas dermatológicos associados a enfermidades psiquiátricas e vice-versa, dos efeitos colaterais e adversos associados ao uso das medicações e o manejo de outros efeitos dos psicotrópicos, como o efeito anticolinérgico e anti-histamínico dos antidepressivos e antipsicóticos.

Na literatura há uma maior prevalência de pacientes do sexo feminino e de viúvas/viúvos com comorbidades psiquiátricas associadas. Os antidepressivos podem tratar uma gama enorme de Psicodermatoses como a tricotilomania e o TDC, além de tratar a depressão e a ansiedade comórbidas à psoríase, dermatites, urticária crônica, entre outras. Os estabilizadores de humor têm demonstrado eficácia em diversos casos de prurido, síndromes sensoriais cutâneas e transtornos relacionados ao espectro do TOC. Os antipsicóticos são indicados nos quadros de delírio de infestação e dermatite artefacta, por exemplo.

Psicodermatoses e tratamentos associados

O início ou a exacerbação do quadro de psoríase pode ter como origem uma série de estressores. O estresse foi relatado em 44% dos pacientes antes do surto inicial de psoríase, e crises recorrentes foram atribuídas ao estresse em até 80% dos pacientes. O lítio tem sido associado ao início e à exacerbação da psoríase. Os sintomas psiquiátricos mais comuns atribuídos à psoríase foram as alterações na imagem corporal e no funcionamento social e ocupacional. Os sintomas depressivos e a ideação suicida ocorrem mais frequentemente na psoríase grave em comparação com os controles. A depressão também pode modular a percepção e a exacerbação do prurido, além de dificultar o início e a manutenção do sono.

Eventos estressantes da vida foram encontrados como precedentes em mais de 70% dos pacientes portadores de dermatite atópica. A gravidade dos sintomas foi atribuída ao estresse individual e familiar (uma dinâmica familiar disfuncional pode levar à falta de resposta terapêutica), além de baixa autoestima. Intervenções psicológicas como a psicoterapia dinâmica breve, a terapia cognitivo-comportamental, as técnicas de hipnose e de relaxamento, podem fazer com que os portadores da doença respondam mais favoravelmente ao tratamento.

O transtorno de escoriação neurótica *("skin picking")* é caracterizado pelo comportamento de beliscar, espremer ou morder a própria pele de forma recorrente, produzindo lesões que causam sofrimentos e prejuízos em áreas importantes da vida. Ele apresenta comorbidades com transtorno de imagem corporal, depressão, transtornos ansiosos e transtorno obsessivo-compulsivo. Em geral, o perfil psicológico desses pacientes é marcado por mecanismos de enfrentamento imaturos e de baixa autoestima.

A hiperidrose é um distúrbio caracterizado pela produção excessiva de suor, afetando áreas como axilas, mãos, pés e face. Seus sintomas trazem prejuízos para o paciente, como limitações no trabalho e constrangimento social. Esses pacientes tendem a lidar pior com a doença quando comparados com portadores de outras patologias dermatológicas. O uso de ISRS e TCC apontam para respostas positivas quando os portadores apresentam quadro de fobia social.

O aumento da tensão emocional, fadiga e estresse podem ser fatores primários para o desencadeamento da urticária em mais de 20% dos casos e são contributivos em 68% dos pacientes. A gravidade do prurido parece aumentar à medida em que a gravidade da depressão aumenta. Psicoterapia individual e em grupo, manejo de estresse, técnicas de hipnose e uso de ISRS são úteis no tratamento dessa doença.

Há evidências crescentes de que o estresse tem um papel na infecção herpética recorrente. Foi sugerido que a liberação de moléculas como catecolaminas, citocinas e glicocorticoides, frente a situações de estresse, favorecem a reativação do vírus herpes simples.

A escolha do agente psicofarmacológico depende, basicamente, da natureza da psicopatologia subjacente (ansiedade, depressão, psicose...) e dos seus possíveis efeitos colaterais. A eficácia dos antidepressivos tricíclicos provavelmente está relacionada à sua ação anti-histamínica, anticolinérgica e analgésica. Eles têm sido usados com sucesso em doenças crônicas como urticária, psoríase, acne, hiperidrose, alopecia areata e prurido psicogênico. Os ISRS podem ser benéficos no TDC, dermatite artefacta, TOC, escoriações neuróticas, onicofagia e psoríase. Efeitos colaterais dermatológicos são raros, mas a necrólise epidérmica tóxica, a síndrome de Stevens-Johnson e o eritema papular purpúrico foram relatados com o uso de fluoxetina, fluvoxamina e paroxetina. Os antipsicóticos atípicos têm sido usados como estratégia de potencialização no tratamento de vários distúrbios cutâneos, porém, o risco de desenvolvimento de diabetes, hiperlipidemia e ganho de peso exigem um monitoramento adequado destes pacientes. Para encerrar, a mirtazapina e a naltrexona foram relatadas no tratamento de várias dermatoses pruriginosas, a gabapentina, nos casos de dor e o topiramato e a lamotrigina nas escoriações da pele.

Capítulo **XV**

A relação médico paciente e o acolhimento psicológico

Gabriela Tranquillini
Gabriela Hostalácio

"A palavra do outro, se oportuna, viva e verdadeira, permite ao destinatário reconstituir seu envelope psíquico continente."

(Didier Anzieu)

A relação médico-paciente apresenta hoje um lugar de extrema importância no sucesso dos tratamentos e vem sendo discutida como elemento central na prática médica. Segundo Minerva, "A responsabilidade do médico é ajudar o paciente a buscar dentro e fora de si as condições necessárias para iniciar uma vida diferente que se situa além da patologia." Esta conexão se faz principalmente através da relação desenvolvida entre essas duas pessoas, uma que oferece ajuda, o médico, e outra que busca ajuda, o paciente. Como em toda relação há o desenvolvimento de expectativas mútuas, há aspectos culturais de cada um que se misturam e há conceitos e opiniões formados ao longo da vida de cada um dos envolvidos. Portanto, trata-se de uma bagagem única que será, de certa forma, compartilhada.

O paciente procura pelo atendimento com o desejo de ser acolhido e ter seus problemas resolvidos, enquanto o médico, em uma visão reducionista, deseja curar o paciente e ser reconhecido por isso. Muitas consultas tornaram-se distantes, formais e rápidas. O contato com o humano e todas as suas vertentes é, muitas vezes, sufocado na formação médica por uma prática com ênfase apenas na doença e na cura. O diálogo com o paciente fica pautado apenas na exploração dos sintomas e nas manifestações laboratoriais e as queixas que envolvem o paciente para além do sintoma são, muitas vezes, deixadas de lado. Quase todos os problemas de saúde contêm aspectos relacionados a determinações sociais, valores culturais, fatores históricos e implicações psicológicas. Grande parte das relações médico-paciente são marcadas por altas expectativas e, consequentemente, altas frustrações. Desta forma, o entendimento do paciente em relação à sua enfermidade se faz muito útil na resposta terapêutica, pois facilita a aderência ao tratamento.

Como qualquer processo de interação interpessoal, essa relação é mediada pela comunicação. Sendo assim, o médico deveria adequar sua intervenção clínica, considerando o paciente como um sujeito singular, constituído por uma experiência única, levando em conta as percepções e as representações do paciente, assim como a abordagem terapêutica psicanalítica. O diálogo deve ser voltado para facilitar a compreensão do paciente, inclusive no que tange às orientações sobre a importância do protagonismo e da responsabilidade no seu próprio tratamento.

O "mundo emocional" do doente é um terreno que muitos médicos têm dificuldade em adentrar para administrar a situação, por desconhecerem suas competências, pelo medo de descobrir suas próprias sombras ou até mesmo pela questão do tempo que isto pode demandar em uma consulta.

A relação médico-paciente é, antes de mais nada, uma relação de cuidado e deve transcender as questões explícitas do sintoma. Uma relação de cuidado garante um acolhimento integral daquele sujeito que sofre, e o acolhimento pressupõe uma ação em que a escuta centra-se no paciente e nas suas necessidades, estimulando a corresponsabilidade, pois reconhece, assim, o paciente como sujeito ativo no processo de melhoria da sua saúde. Transformar a relação médico-paciente em um elo de cuidado requer que o profissional de saúde renuncie à sua fantasia onipotente de semideus, implicando em atendimentos que não sejam massificados, focados em preço ou procedimentos. Exige que o profissional abra espaço para atendimento mútuo, contextualizado e criativo.

A clínica que pressupõe um acolhimento realiza-se para além do corpo biológico, transforma o modo de pensar e de agir do profissional, levando-o a ter uma visão integrativa daquele que sofre. Uma relação baseada na escuta ativa, na confiança, na empatia e na afetividade pode desenvolver em ambos uma mudança capaz de abrir o caminho para a cura.

A escuta do paciente dermatológico

É complexo para o paciente entender que a pele pode refletir algo além do que é mostrado visualmente. Por outro lado, ele também precisa saber que seus sentimentos, pensamentos e emoções podem agravar ou desencadear um quadro dermatológico. O vínculo afetivo é mandatório na relação, pois através de um bom relacionamento estabelecido e da confiança adquirida, o paciente pode compreender que é necessário o cuidado além da sua pele e que esta pode ser um registro e uma demonstração de que algo não está no seu funcionamento adequado. Outra problemática refere-se à cronicidade das doenças, ou seja, muitas não têm cura e, portanto, causam um impacto negativo na qualidade de vida, pois o doente tem que aprender a conviver com elas. Neste caso, o sujeito precisa ter conhecimento de que a doença que ele detém apresenta controle e que este depende de uma relação multifatorial, e não apenas exclusivamente do médico como ele poderia idealizar e delegar.

Os sentidos da pele vão muito além do tato, englobando a visão, audição e a fala. O sentido da visão tem uma importância fundamental na dermatologia. Muitas lesões na pele podem ser diagnosticadas rapidamente (sem ter o conhecimento da queixa e da história clínica), por estarem "estampadas" no paciente. Mas, como enxergar além da pele? Como reconhecer e descobrir o oculto que o paciente carrega por trás das lesões? A visão não consegue responder a estas perguntas e, então, a escuta afetiva e empática se faz necessária para acolhermos e compreendermos a história do doente. Em uma abordagem psicossomática e psicanalítica, o tratamento deve ir além do sintoma, investigando o porquê dele o ter desenvolvido. A escuta é uma ponte necessária nesta relação e não basta simplesmente ouvir, temos que estar atentos às entrelinhas e interpretar a linguagem do doente que sofre, aguçando nossa própria escuta.

"Ouvir de verdade é um trabalho difícil... inclui o esforço de perceber o que não está sendo dito, o que apenas é sugerido, o que está oculto, o que está abaixo ou acima da superfície. Nosso objetivo é ouvir com compreensão. Quanto mais escutamos com compreensão os outros, mais aprendemos a escutar com compreensão a nós próprios." (Alfred Benjamin).

Na escuta afetiva promovemos crescimento e desenvolvimento pessoal através da vivência do outro. "Por meio da fala, é dada ao paciente a oportunidade de se conectar com ideias recalcadas que produzem os sintomas atuais." (Waleska Fochesatto).

A relação de causa e efeito entre os episódios psicossociais estressantes e as enfermidades cutâneas, são observadas pelo médico e/ou pelo próprio paciente durante as consultas. Queixas como eflúvio telógeno (queda de cabelo), urticária, psoríase, vitiligo, tricotilomania (arrancar os cabelos), onicofagia (roer unhas), dermatite de contato por compulsões do transtorno obsessivo compulsivo entre outras são, de certa forma, rotineiras. A resistência à resposta do organismo ao tratamento dito convencional nos mostra que o indivíduo necessita de outro campo do saber. Diariamente, os pacientes apresentam-se com problemas emocionais 'superiores' aos dermatológicos e, portanto, este assunto merece e precisa ser abordado na consulta, de forma técnica e, ao mesmo tempo, impessoal. O aspecto emocional do sujeito também faz parte da doença, seja como fator desencadeador, contribuidor da piora ou dificultador do tratamento. O que ocorre muitas vezes, por parte do paciente, é uma dificuldade em compreender e aceitar a influência que a mente exerce sobre o corpo.

Devemos aproveitar a oportunidade que o paciente nos dá através da pele e aprofundar no seu conteúdo emocional, pois muitas vezes há também um preconceito importante por parte do doente em procurar ajuda especializada em saúde mental, seja com psiquiatras, psicólogos ou psicanalistas. O médico tem a oportunidade de fazer esta ponte na lacuna existente, conectando o paciente a este novo mundo. É necessário ampliar o conhecimento profissional de dermatologistas, psiquiatras e psicólogos em Psicodermatologia, para fornecer habilidades básicas de cada domínio e possibilitar melhores estratégias de gestão e de comunicação, auxiliando o paciente a reconhecer suas barreiras e a descobrir soluções para sua doença, instaurando uma parceria na relação médico-paciente, a fim de lidar com aquele que sofre, compartilhando as narrativas dentro da Psicodermatologia.

Alguns cenários poderiam ser implementados na Psicodermatologia. Em uma primeira situação (ideal), seria o dermatologista com dupla formação (dermatologia + psiquiatria ou psicologia ou psicanálise). Desta forma, o paciente procura apenas por um "serviço", o que reduz os custos para o sistema de saúde e aumenta o número de atendimento nas duas áreas. Desta forma, seria importante o treinamento dos dermatologistas para rastreamento e início de tratamento dos pacientes, bem como para encaminhamentos certeiros. Em uma segunda situação, o dermatologista encaminha o paciente para avaliação de saúde mental. Neste modelo há uma chance maior de ocorrer um desvio desses pacientes. Muitos não comparecem, pois acreditam que o médico não está validando sua doença ou que eles não precisam ser avaliados por este tipo de profissional. Em uma terceira situação teríamos a consulta conjunta entre dermatologista e profissional de saúde mental, com excelentes benefícios para o paciente e aumento importante de custos para a rede de saúde.

Capítulo **XVI**

Além da medicação: a terapia e as atividades terapêuticas

Gabriela Tranquillini
Gabriela Hostalácio
Larissa Capitanio

> *"O sucesso de um tratamento não deriva apenas do foco na doença, mas, sim, na saúde integral do paciente."*
> (Bases da Medicina Integrativa – Einstein)

A interdependência entre os fenômenos psíquicos e somáticos é tão antiga quanto a história da humanidade. Não é somente o corpo que adoece, mas todo o estado da psique do indivíduo. Por isso, não pode haver divisão entre as doenças psicossomáticas e as doenças puramente orgânicas. Os sintomas são sinais e portadores de informações, são como guias, sendo necessário, então, entender a sua linguagem de forma integrada. A abordagem terapêutica pode ser basicamente dividida em farmacológica e não farmacológica, mas ambas têm como ponto de partida a relação profissional-paciente. Esse vínculo permite um melhor entendimento da sua condição/patologia e, consequentemente, uma maior aderência ao tratamento. A abordagem deve ser multidisciplinar, envolvendo profissionais como o médico (dermatologista, psiquiatra), psicólogo, psicanalista, educador físico, nutricionista, assistente social, dentre outros. Todos, em uma visão integrativa, para o bem comum da melhoria da saúde física, mental e social do paciente. A indicação de cada tratamento deve ser individualizada para com aquele que sofre e tem como ponto de chegada uma melhora na qualidade de vida.

A qualidade de vida relacionada à saúde (QVRS) é uma avaliação da saúde através dos aspectos biopsicossociais. A importância desta avaliação deve-se ao fato de que as doenças de pele são crônicas e os efeitos que elas causam na qualidade de vida são muitas vezes subestimados. Achados semelhantes de comprometimento da QVRS foram encontrados entre várias doenças crônicas da pele (úlceras de perna, hidradenite supurativa, prurigo, doenças bolhosas, psoríase, dermatite atópica e eczema nas mãos) e condições não dermatológicas como doença pulmonar obstrutiva crônica, câncer, doença hepática, cardíaca e diabetes. Nas crianças, o maior comprometimento da QVRS foi com a psoríase (30,6%), dermatite atópica (30,5%), urticária (20%) e acne (18%), comparáveis aos prejuízos da QVRS com outras doenças crônicas como doença renal (33%), fibrose cística (32%), epilepsia (24%), enurese (24%) e diabetes (19%). O impacto negativo na qualidade de vida também é compartilhado pela família, com diminuições significativas de bem-estar pessoal e emocional, funcionamento familiar e social, saúde e autocuidado.

O DLQI (Índice de Qualidade de Vida em Dermatologia) tem sido a ferramenta de QVRS mais utilizada na literatura dermatológica. Trata-se de um questionário curto, autoaplicável, com perguntas sobre sintomas, sentimentos, relacionamentos pessoais, cotidiano, funcionamento escolar, trabalho, atividades de lazer e tratamentos. Pode ser aplicada a partir dos 16 anos de idade e mede o impacto da doença de pele na qualidade de vida de pacientes adultos, na semana anterior à consulta. Trata-se de uma boa ferramenta para aqueles que desejam começar a expandir o atendimento ao paciente e incluir a conscientização psicológica.

Tratar a doença dermatológica primária/psicofisiológica é de extrema importância e, resumidamente, o tratamento farmacológico dermatológico inclui medicações via oral e tópicas como anti-histamínicos e corticóides, prescritos com grande frequência para minimizar os sintomas físicos de muitas das doenças citadas ao longo deste livro. Curativos e bandagens podem ajudar a evitar comportamentos de escoriação, ser uma estratégia terapêutica na explicação do comportamento autoinduzido na permanência das lesões cutâneas ou para mostrar que não surgem lesões adicionais, no caso dos distúrbios factícios.

O tratamento farmacológico psiquiátrico engloba medicações psicotrópicas como os antidepressivos, estabilizadores de humor e antipsicóticos. Apesar das terapias medicamentosas terem seus efeitos benéficos, muitos são os pacientes com baixa qualidade de vida, apesar do tratamento farmacológico sugerido. Então, entram em cena as opções de tratamentos não farmacológicos:

A Terapia psicanalítica

Ainda que não tenha criado nenhuma teoria específica sobre a psicossomática, Freud (1856 – 1939) fundou muitos dos modelos psicossomáticos que mais tarde foram aprofundados em diferentes teorias. Ele considerava o sujeito como único e, sendo assim, a psicanálise parte de um saber que leva em conta a ética do desejo do sujeito, ou seja, sua história de forma integrada.

Ao dar voz para as histéricas, Freud percebeu que o saber científico meramente biológico não daria conta das manifestações do inconsciente. Elas sofriam daquilo que não sabiam e esse sofrimento era tão verdadeiro quanto qualquer doença biologicamente manifestada. Assim, Freud trilhou o caminho para uma maior compreensão do inconsciente. Apesar do corpo dar vazão ao sofrimento das histéricas, a enfermidade não se restringia às explicações baseadas no corpo físico. Então, nosso corpo, além de anatômico, passou a ser entendido como um corpo simbólico, tomado pelas palavras e referido a elas. O corpo em psicanálise é considerado além de um mero organismo biológico e não é dado como pronto desde o nascimento. Ele é construído nas primeiras relações com a mãe que, ao cuidar do bebê, marca este corpo de forma libidinal e, à medida que o deseja, atribui-lhe significados. O corpo vai sendo humanizado, marcado pela energia sexual e pelo desejo, e dele o sujeito vai se apropriando ou não. A psicanálise irá considerar esse corpo pulsional, erógeno, marcado pela linguagem e pela falta, cuja satisfação é sempre incompleta, o que mantém o sujeito como um eterno desejante.

A terapia psicanalítica cria um espaço para que o sujeito possa encontrar ou construir recursos para enfrentar aquilo que está vivenciando. Na análise, o espaço será para que o sujeito possa aparecer além do seu corpo biológico, ou além do seu sintoma, pois nas doenças psicossomáticas há um sujeito que sofre daquilo que não pode ser colocado em palavras e que por vezes, passa para seu corpo um sintoma como uma última forma de expressão. No *setting* da análise, esse sujeito irá se apropriar da sua própria existência, desse corpo como um todo, pulsional e desejante, saindo da posição passiva, causada pela doença, construindo saídas próprias e se responsabilizando pelo seu tratamento e sua qualidade de vida. Dar voz a quem sofre é sustentar uma abertura para que esse indivíduo possa construir uma narrativa própria sobre sua história de vida e sobre seu sofrimento, apropriando-se desse corpo como um todo.

O analista e o *setting* visam sustentar um local de significação para aquele que adoece, auxiliando o sujeito a encontrar novas formas de estar na vida, mesmo com as dificuldades do adoecimento. Abre-se, através da fala e por meio da associação livre com o analista, uma possibilidade criativa de conduzir sua própria existência. A psicanálise entra como um processo investigativo para fazer a costura na marcha do autoconhecimento, possibilitando ao indivíduo descobrir ferramentas para sua autogestão e bem-estar.

Práticas integrativas

O Ministério da Saúde define as Práticas Integrativas e Complementares em saúde como recursos terapêuticos que buscam a prevenção de doenças e a recuperação da saúde, com ênfase na escuta acolhedora, no desenvolvimento do vínculo terapêutico e na integração do ser humano com o meio ambiente e a sociedade. As práticas foram institucionalizadas por meio da Política Nacional de Práticas Integrativas e Complementares no SUS (PNPIC) e compõe: Medicina Tradicional Chinesa/Acupuntura,

Medicina Antroposófica, Homeopatia, Plantas Medicinais e Fitoterapia, Termalismo Social/Crenoterapia, Arteterapia, Ayurveda, Biodança, Dança Circular, Meditação, Musicoterapia, Naturopatia, Osteopatia, Quiropraxia, Reflexoterapia, Reiki, Shantala, Terapia Comunitária Integrativa, Yoga, Apiterapia, Aromaterapia, Bioenergética, Constelação Familiar, Cromoterapia, Geoterapia, Hipnoterapia, Imposição de Mãos, Ozonioterapia e Terapia de Florais. Uma das abordagens desse campo é a visão ampliada do processo saúde/doença e da promoção global do cuidado humano, especialmente do autocuidado. As indicações são embasadas no indivíduo como um todo, considerando-o em seus vários aspectos: físico, psíquico, emocional e social.

O paciente que procura por práticas integrativas e complementares pode desejar ter um papel mais proativo com sua saúde ou também um ceticismo em relação aos tratamentos psicológicos e farmacológicos (preocupações com dependência e efeitos colaterais, por exemplo) e procuram métodos integrativos em busca do bem-estar. A implementação dessas práticas no tratamento das enfermidades requer mudanças do estilo de vida, o que pode ser uma tarefa difícil, pois mudanças de hábitos requerem uma força de vontade, perseverança e energia muito maior do que ingestão de comprimidos e aplicação de pomadas. Muitas práticas ainda carecem de comprovação científica, outras podem ser de difícil implementação e não viáveis financeiramente.

A medicina tradicional chinesa engloba muitas práticas como a moxabustão, acupuntura e massagens terapêuticas. Técnicas corpo e mente como yoga, meditação e *mindfulness*, ensinam o paciente a focar sua atenção e a mudar sua relação emocional com a doença. Na musicoterapia, um estudo mostrou que pacientes com dermatite atópica que ouviram Mozart tiveram melhora da erupção cutânea induzida pelo látex (mas não pela histamina), reduziram a produção de IgE total, IgE específica do látex e citocinas Th2 e aumento da produção de citocinas Th1. Pacientes com psoríase e dermatite atópica apresentaram redução da pressão arterial e da pulsação, diminuição acentuada do desejo de coçar e redução do nível de atividade da doença, sendo que o impacto da música foi mais pronunciado no grupo de psoríase. Um estudo piloto com aromaterapia com lavanda ou musicoterapia, com controle, mostrou melhora significativa da intensidade da dor de pacientes portadores de úlceras vasculares crônicas dolorosas, durante a troca de seus curativos.

Inúmeras práticas integrativas complementares podem ser associadas ao tratamento do paciente, todos visando o gerenciamento do estresse, o autocuidado e a autoestima. O autocuidado envolve práticas do cotidiano com intuito de cuidar da mente e do corpo e aumentar o bem-estar, liberando hormônios que aliviam angústias, inibições do afeto e desprazeres. A rotina de autocuidado pode gerar sensação de contentamento, de satisfação e diminuir o sofrimento de doenças psiquiátricas que se apresentam com manifestações na pele. As práticas podem conferir melhora na qualidade da pele, principalmente nas doenças dermatológicas que apresentam piora em decorrência ao estresse. Independentemente da prática escolhida, o autocuidado promove a participação ativa do indivíduo na melhoria da sua saúde e é uma ferramenta eficaz na implantação do cuidado com o outro. Promover o bem-estar é um desejo do binômio profissional-paciente e as emoções positivas como a gratidão, otimismo, autoestima, autoaceitação, esperança e o perdão podem ajudar nesta missão.

Mais ferramentas de auxílio

- **Psicoeducação**: fornece informações sobre a doença, opções de adesão ao tratamento e cuidados com a pele de forma multidisciplinar. É bem relevante nas doenças crônicas, principalmente naquelas com muito pouco comprometimento físico, mas considerável distúrbio psicossocial;

- **Internações**: podem melhorar a qualidade de vida em pacientes idosos com psoríase, por exemplo, por facilitar um tratamento mais intensivo e certo isolamento social do estresse cotidiano;

- **Teste de contato**: possibilita a identificação de alérgenos em pacientes com dermatite de contato e eczema, auxiliando o fornecimento de uma estratégia preventiva direcionada e com gerenciamento eficaz;

- **Maquiagem corretiva**: propicia uma melhora da autoestima e dos relacionamentos sociais, afinal, a aparência é importante para a forma como a identidade é percebida. Quando as lesões dermatológicas estão em áreas visíveis podem prejudicar a vida emocional, social e profissional das pessoas com doenças como o vitiligo, rosácea, psoríase, cicatrizes, acne, queda de cabelo (perucas, apliques), entre outras.

Outros fatores importantes

As variáveis modificáveis como dieta, sono, atividade física, estresse, álcool e fumo podem desempenhar um papel importante no aparecimento e progressão das Psicodermatoses. Estudos mostram a relação entre a ingestão de álcool e a exacerbação da psoríase, rosácea, acne, porfiria, prurido, pelagra e muitas outras condições. O tabagismo está associado à piora do quadro de várias doenças dermatológicas, dentre elas o lúpus, hidradenite supurativa, psoríase e úlceras cutâneas.

O consumo de leite e alimentos com alto índice glicêmico levam à piora importante do quadro inflamatório na acne. Pacientes com psoríase beneficiam-se muito de uma dieta mais equilibrada, por terem uma maior associação da sua doença com alterações metabólicas como dislipidemias, diabetes e doença cardiovascular. A perda de peso em pacientes com psoríase é relevante, pois a doença compartilha mediadores inflamatórios semelhantes aos da obesidade. A perda de peso em pacientes com hidradenite supurativa também foi eficaz para reduzir os sintomas da doença. A suplementação de vitamina D, B12 e selênio tem sido útil em pacientes com psoríase, diferentemente do zinco, que não se mostrou eficaz. A dieta hipoalergênica foi útil na melhora dos pacientes com urticária crônica espontânea.

A relação entre a pele e a psique também está ligada ao intestino-cérebro, onde a doença mental estaria associada a um distúrbio na microbiota, com redução de lactobacilos e bifidobactérias. O estresse psicológico pode induzir a uma disfunção na barreira intestinal mediada por glicocorticoides, com disfunção subsequente no microbioma e uma maior absorção de mediadores pró-inflamatórios do lúmen intestinal, envolvendo os mastócitos (consideradas células-pivô em vários distúrbios psicodermatológicos, principalmente os psicofisiológicos). O microbioma intestinal influencia fortemente o sistema imune do hospedeiro ao promover proteção contra patógenos externos e iniciar respostas imunoprotetoras. Devido a isso, alterações nesse microbiana podem acarretar o desenvolvimento de doenças inflamatórias e autoimunes em órgãos distantes do intestino, inclusive na pele, através de uma modulação do sistema endócrino e imune.

Existem evidências de que algumas células secretoras de peptídeos com função regulatória, presentes na pele, cérebro e intestino teriam a mesma origem embrionária, a ectoderme. Curiosamente, alguns peptídeos gastrointestinais como o peptídeo relacionado ao gene da calcitonina (cgrp) e o peptídeo intestinal vasoativo também foram detectados em fibras nervosas intracutâneas. Esses fatos sustentan a existência do conceito do eixo intestino-cérebro-pele.

A disbiose intestinal é caracterizada por uma mudança considerável na relação entre os filos de micro-organismos que habitam o intestino ou pela expansão de novos grupos bacterianos, gerando desarmonia no microbioma e possíveis efeitos de desequilíbrio no organismo. Em doenças dermatológicas comuns como acne vulgar, dermatite atópica, psoríase, rosácea e até mesmo o melasma, tem aumentado o número de evidências que apontam para a correlação da doença com a disbiose intestinal. Pesquisas promissoras objetivam identificar como a permeabilidade epitelial é afetada pela exposição ao estresse e como a inflamação sistêmica comunica-se com a pele, o que levanta a fascinante perspectiva de que probióticos poderiam exercer profundos efeitos benéficos no tratamento e na manutenção das doenças dermatológicas. A saber, a suplementação alimentar com probióticos mostrou-se eficaz nos pacientes com dermatite atópica, e os psicobióticos *como Lactobacillus acidophilus, Lactobacillus casei e Bifidobacterium bifidum são* usados no manejo de distúrbios psicofisiológicos devido ao seu efeito antidepressivo e ansiolítico.

O estresse pode ser considerado o grande vilão e está ligado à piora de várias condições dermatológicas como a acne, dermatite atópica e psoríase. Estudos sugerem que o estresse é um fator importante na patogênese de até 90% dos casos de acne e que pacientes com psoríase apresentavam níveis mais altos de estresse percebidos e mensurados. Estresse familiar como separação e morte de entes queridos foram relacionados ao agravamento de pacientes com dermatite atópica.

No paciente dermatológico, a autoestima deve ser manejada constantemente, pois pode ser motivo de felicidade e de sintomas depressivos e obsessivos. Quando promovemos a melhora da qualidade da pele, a camuflagem de uma cicatriz ou a resolução de uma doença estampada neste órgão, conseguimos atingir o bem-estar do indivíduo. Autoestima não é sinônimo de vaidade. Ela diz sobre o nosso autoconhecimento emocional e nossa autoaceitação. O paciente com baixa autoestima tem dificuldade em confiar em si mesmo e a opinião alheia tem um impacto proporcionalmente elevado. Trabalhar a autoestima no paciente é fundamental para motivá-lo em suas melhores decisões, restabelecer a insegurança nos ambientes considerados difíceis, reforçar sua autoconfiança e estimular relações positivas. A autoestima tem que ser lapidada e o paciente deve ser protagonista de todo o processo envolvido.

Posfácio

"O desgaste a que as pessoas são submetidas no seu processo de viver é um dos cofatores mais potentes no desenvolvimento de doenças."

(Psicossomática Hoje)

O indivíduo pode se comunicar de diversas formas, e a pele é uma delas. Uma comunicação manifesta, gerada através daquilo que ela enfrenta. As Psicodermatoses podem causar constrangimento, humilhação e experiências negativas com a autoimagem, e somada às expectativas da sociedade, levam à diminuição da autoestima, da autoconfiança, ao isolamento e a problemas de saúde mental, como a depressão e a ansiedade.

A promoção e a conscientização das pessoas sobre o impacto psicológico dos distúrbios da pele mostram-se de fundamental importância, bem como o incentivo aos médicos na pesquisa em Psicodermatologia e no reconhecimento do impacto psicológico de se viver com uma doença de pele. Olhar para esse indivíduo significa percebê-lo em toda sua complexidade e trata-se de um grande desafio, pois implica também em um olhar para si mesmo e para aquilo que precisa ser conquistado, descoberto e acrescentado ao profissional que cuida do outro.

Munique Maria Brandão Carvalho

Graduada em Psicologia, Especialização em Gestão de Pessoas e Projetos Sociais pela UNIFEI, MBA em Gestão Estratégica de Negócios pela USP, Pós-graduada em Psicossomática pela FCMSCSP, formação em Psicanálise Clínica pelo IBPC e Extensão Universitária em Psicodinâmica do Trabalho pela UNICAMP

Referências

1. Abdallah M.; et al. CXCL-10 and Interleukin-6 are reliable serum markers for vitiligo activity: a multicenter cross-sectional study. *Pigment Cell Melanoma Res*. Mar, 31(2), p. 330–6, 2018.

2. Adler-Neal AL.; Cline A.; Frantz T.; Strowd L.; Feldman SR.; Taylor S. Complementary and Integrative Therapies for Childhood Atopic Dermatitis. *Children (Basel)*. Oct 30;6(11):121. 2019

3. Agarwal P.; et al. Simvastatin prevents and reverses depigmentation in a mouse model of vitiligo. *J Invest Dermatol*. Apr, 135(4), p. 1080–8, 2015.

4. Ali F.; Vyas J.; Finlay AY. Counting the Burden: atopic dermatitis and health-related quality of Life. *Acta Derm Venereol*. Jun 9;100(12). 2020

5. Alikhan A.; Felsten LM.; Daly M, Petronic-Rosic V. Vitiligo: a comprehensive overview Part I. Introduction, epidemiology, quality of life, diagnosis, differential diagnosis, associations, histopathology, etiology, and work-up. *J Am Acad Dermatol*. Sep; 65(3), p. 473–91, 2011.

6. American Psychiatric Association. *Manual diagnóstico e estatístico de transtornos mentais*: DSM-5. 5. ed. Porto Alegre: Artmed, 2014.

7. Anderson IM.; McAllister-Williams RH. *Fundamentos da psicofarmacologia clínica*. British Association for Psychopharmacology. Manual Moderno, 2018.

8. Anderson IM.; Nutt DJ.; Deakin JFW. Evidence-based guidelines for treating depressive disorders with and epressants: a revision of the 1993 British Association for Psychopharmacology guidelines. *J Psychoparmacol*; 14, p. 3-20, 2000.

9. Anzieu, Didier. *O Eu-Pele*. São Paulo. Casa do Psicólogo, 2000.

10. Arck P.; et al. Is there a 'gut–brain–skin axis'? *Experimental Dermatology*, 19 p. 40–405, 2010.

11. Ardigo M.; Malizewsky I.; Dell'anna M.; Berardesca E.; Picardo M. Preliminary evaluation of vitiligo using in vivo reflectance confocal microscopy. *J Eur Acad Dermatol Venereol*. Nov; 21(10), p. 1344–50, 2007.

12. Asher GN.; Gerkin J.; Gaynes BN.; Complementary Therapies for Mental Health Disorders. *Med Clin North Am*. Sep;101(5):847-864, 2017

13. Ávila, LA. O corpo, a subjetividade e a psicossomática. *Tempo Psicanalítico*, 44 (1) p. 51-69, 2012.

14. Awan SZ, Lu J. *Management of severe acne during pregnancy*: a case reportand review of the literature. *International Journal of Woman's Dermatology*, 3(3), p. 145-50, 2017.

15. Bagatin E.; et al. Brazilian Society of Dermatology consensus on the use of oral isotretinoin in dermatology. *An Bras Dermatol*, 95(S1) p. 19-38, 2020.

16. Baghestani S.; Zare S.; Seddigh SH. Severity of depression and anxiety in patients with alopecia areata in bandar abbas. *Iran Dermatol Reports*, Dec 22;7(3), 2015.

17. Bae JM.; et al. Phototherapy for vitiligo: a systematic review and meta-analysis. *JAMA Dermatol*. Jul, 153(7), p. 666–74, 2017.

18. Behera B.; Palit A.; Pattnaik JI.; Mishra P. Factitious Ulcer: a diagnostic challenge. *Indian Dermatol Online J*, 12(4) p. 597-599, 2021.

19. Benjamin, Alfred. A Entrevista de Ajuda. São Paulo. WMF Martins Fontes, 2011.

20. Benzekri L.; Gauthier Y. Clinical markers of vitiligo activity. *J Am Acad Dermatol*. May; 76(5), p. 856–62, 2017.

21. Bewley A.; Taylor RE. Psychodermatology and psychocutaneous disease. *Rook's Text book of Dermatology*, 9ed. 2016, p. 1–45, 2016.

22. Bewley AP.; Lepping P.; Freudenmann RW.; Taylor R. Delusional parasitosis: time tocall it delusional infestation. *Br J Dermatol*, 163, p. 1–2, 2010.

23. Bewley AP.; et al. Practical psychodermatology: dermatitis artefacta. Hoboken: Wiley, 2014.

24. Bissonnette, R.; et al. Changes in serum free testosterone, sleep patterns, and 5alpha-reductase type I activity influence changes in sebum excretion in female subjects. *Skin Res. Technol*. 21, p. 47–53, 2015.

25. Blackstone B.; Patel R, Bewley A. Assessing and improving psychological Well-Being in psoriasis: considerations for the Clinician. *Psoriasis: Targets and Therapy*, p. 25-33, 2022.

26. Borghi A.; et al. Low-cumulative dose isotretinoin treatment in mild to moderate acne: efficacy in achieving stable remission. *J EurAcad Dermatol Venereol*. 25, p. 1094-8, 2011.

27. Budu-Aggrey A.; et al. Evidence of a causal relationship between body mass index and psoriasis: a mendelian randomization study. *PLoS Med*. Jan 31;16(1), 2019.

28. Camalionte LG.; Gascón MRP.; Casseb JSR. Frequência de sintomas de ansiedade e depressão, qualidade de vida e percepção da doença em portadores de alopecia areata. *Rev. SBPH*. Jul/Dez v. 24 n. 2, 2021.

29. Casey P.; Kelly B. *Fish's Clinical Psychopathology*. 3rd ed. Frontmatter. London. 2007.

30. Chandran V.; Kurien G. *Dermatitis Artefacta*. [Updated 2022 Jul 12]. In: StatPearls [Internet]. Treasure Island (FL): StatPearls Publishing; 2022 Jan-.

31. Chang HC.; Hsu YP.; Huang YC. The effectiveness of topical calcineurin inhibitors compared with topical corticosteroids in thetreatment of vitiligo: a systematic review and meta-analysis. *J Am Acad Dermatol*. Jan; 82(1), p. 243–5, 2020.

32. Choi CW.; Choi JW.; Park KC.; Youn SW. Facial sebum affects the development of acne, especially the distribution of inflammatory acne. *J. Eur. Acad. Dermatol. Venereol*. 27, p. 301–306, 2013.

33. Choi S.; Cho SI.; Suh DH. Clinical efficacy of herbal extracts in treatment of mild to moderate acne vulgaris: an 8-week, double-blinded, randomized, controlledtrial. *J Dermatologic Treat*. May; 32(3), p. 297-301, 2021.

34. Clatici VG.; Voicu C.; Barinova E.; Lupu M.; Tatu AL. Butterfly effect and acne – the role of diet. *Dermatologic Therapy*. 2020 Nov;33(6):e13832. doi: 10.1111/dth.13832. Epub 2020 Aug 10.

35. Clínica Psiquiátrica. A visão do Departamento e do Instituto de Psiquiatria do HCFMUSP. Eurípedes Constantino Miguel, Valentim Gentil, Wagner Farid Gattaz, Editora Manole Ltda, 2011.

Referências

36. Coppus ANS.; Pereira PT. O que pode a Psicanálise diante do adoecimento do corpo?: considerações sobre a escuta do sujeito no hospital. *Analytica*. São João del-Rei. v. 9, n. 17, julho/dezembro de 2020.

37. Condutas em psiquiatria: consulta rápida. Ricardo Alberto Moreno, Táki Athanássios Cordás. – 2. Ed. – Porto Alegre: Artmed, 2018.

38. Coginotti INB, Reis AH. Transtorno de escoriação (SkinPicking): revisão de literatura. *Revista Brasileira de Terapias Cognitivas*. 12(2): 64–72, 2016.

39. Costa CS.; et al. Oral isotretinoin for acne. *Cochrane Database Syst Rev*. 11, 2018.

40. Craiglow BG.; King BA. Tofacitinib Citrate for the Treatment of Vitiligo: A Pathogenesis-Directed Therapy. *JAMA Dermatol*. Oct; 151(10), p. 1110–2. 2015.

41. Damevska K.; França K.; Lotti T.; Nikolovska S.; Pollozhani N. Complementary and integrative therapies for psoriasis: looking forward dermatologic therapy. *Dermatol Ther*. Sep;31(5):e12627. 2018

42. Dand N.; et al. HLA-C*06:02 genotypeis a predictive biomarker of biologic treatment response in psoriasis. *J Allergy Clin Immunol*. 143, p.2120–30, 2019.

43. Dand N.; Mahil SK.; Capon F.; et al. Psoriasis and genetics. *Acta Derm Venereol*; 100:adv00030, 2020.

44. Dhana A.; Yen H.; Yen H.; Cho E. All cause and cause specific mortality in psoriasis: a systematic review and meta-analysis. *J Am Acad Dermatol*. 80, p. 1332–43, 2019.

45. Diagnostic and Statistical Manual of Mental Disorders, 5th ed. Arlington: American Psychiatric Association, 2013.

46. Dong N.; Nezgovorova V.; Hong K.; Hollander E. Pharmacotherapy in body dysmorphic disorder: relapse prevention and novel treatments. *Expert Opinionon Pharmacotherapy*. 2019. p. 1211-1219, 2019.

47. Downing DT.; Stewart ME.; Wertz PW.; Strauss JS. Essential fatty acids and acne. *J. Am. Acad. Dermatol*. 14, 221–225, 1986.

48. Dreno B.; Poli F. Epidemiology of acne. *Dermatology* 206(1):7-10, 2003.

49. Dreno B. What is new in the pathophysiology of acne, an overview. *JEADV*. 31, p. 8-12, 2017.

50. Dunker C.; Tamirez HHA.; Assadi TC. A pele como litoral – fenômeno psicossomático e psicanálise. 2 ed. São Paulo. Zagodoni. 2021.

51. Elbuluk N.; Ezzedine K. Qualityof Life, Burden of Disease, Co-morbidities, and Systemic Effects in Vitiligo Patients. *Dermatol Clin*. Apr; 35(2), p. 117–28, 2017.

52. Ezzedine K.; et al. Living with vitiligo: results from a national survey indicate differences between skin phototypes. *Br J Dermatol*. Aug; 173(2), p. 607–9, 2015.

53. Ezzedine K.; et al. Vitiligo global issue consensus conference panelists. Revised classification/nomenclature of vitiligo and relate dissues: the vitiligo global issues con-sensus conference. *Pigment Cell Melanoma Res*. May; 25(3), p. E1–13, 2012.

54. Fatima F.; Das A, Jafferany M, Gharami RC. A 37-year-old woman with dermatitis artefacta: A case report. *Dermatologic Therapy*. 2020; e14139, p. 1–2.

55. Feldman SR.; Krueger GG. Psoriasis assessment tools in clinical trials. *Ann Rheum Dis* 64 (Suppl 2), p. 65–8. 2005

56. Ferreira VRT. Dynamics of relation ship families with a bearer of a topic dermatites; a qualitative study. *Psicol. estud.* v.11, n.3, p.617-625. 2006

57. Finlay AY.; et al. Methods to improve quality of life, beyond medicines. Position statement of the European Academy of Dermatology and Venereology task force on quality of life and patient oriented outcomes. *J Eur Acad Dermatol Venereol.* Feb;35(2):318-328. 2021

58. Finlay AY.; Khan GK. Dermatology life quality index (DLQI)—a simple practical measure for routine clinical use. *Clin Exp Dermatol*, 19:210-6, 1994.

59. Firooz A.; Firoozabadi MR.; Ghazisaidi B.; Dowlati Y. Concepts of patients with alopecia areata about their disease. *BMC Dermatol.* Jan 12;5:1, 2005.

60. Fochesatto, Waleska PF. *A Cura pela fala.* Estudos de Psicanálise | Belo Horizonte-MG, n. 36, p. 165–172. Dezembro, 2011

61. Fonseca AM. *Introdução à Psicofarmacologia e noções de tratamento farmacológico.* São Paulo: Editora Científica, 2021.

62. Fontes Neto PTL.; Weber MB.; Fortes SD.; Cestari TF. A dermatite atópica na criança: uma visão psicossomática. *Revista de Psiquiatria*, Jan/abr 28(1), p. 178-82, 2006.

63. Foster A.; Hylwa S.; Bury J.; et al. Delusion a linfe station: clinical presentation in 147 patients seen at Mayo Clinic. *J Am Acad Dermatol.* 67, p. 673.e1-673.e10, 2012.

64. Freud, S. *O Ego e o Id e outros Trabalhos* (1923-1925). Edição *Standard* Brasileira das Obras Psicológicas Completas de Sigmund Freud, Volume XIX. Rio de Janeiro, editora IMAGO.

65. Freudenmann RW.; Lepping P.; Delusional infestation. *Clin Microbiol Rev*, 22, p. 690–732, 2009.

66. Freudenmann RW.; Lepping P. Second-generation antipsychotics in primary and secondary delusional parasitosis: outcome and efficacy. *J Clin Psychopharmacol*, 28, p. 500-508, 2008.

67. Friedmann AC.; Ekeowa-Anderson A.; Taylor R, Bewley A. Delusional parasitosis presenting as folie a trois: success fult reatment with risperidone. *Br J Dermatol*, 155, p. 841–842, 2006.

68. Funabashi MY. *Alopecia areata no caso Flora*: uma investigação psicopatológica. 2006. 132 f. Dissertação (Mestrado em Psicologia) – Pontifícia Universidade Católica de São Paulo, São Paulo, 2006.

69. Ganceviciene R.; Böhm M.; Fimmel S.; Zouboulis CC. The role of neuropeptides in the multifactorial pathogenesis of acne vulgaris. *Dermato endocrinol*, 1, p. 170–176, 2009.

70. Ganceviciene R.; Graziene V.; Fimmel S.; Zouboulis CC. Involvement of the corticotropin--releasing hormone system in the pathogenesis of acne vulgaris. *Br J Dermatol.* 160, p. 345–352, 2009.

71. Gandy DT. The concept and clinical aspects of factitial dermatitis. *South Med J*, 46 (6), p. 551–4, 1953.

72. Gascon MRP.; et al. Avaliação psicológica de crianças com dermatite atópica por meio do teste das fábulas de Düss. *Est. Inter. Psicol.* Londrina, v. 3 n. 2, p. 182-195 dez. 2012.

73. Gawkrodger DJ.; et al. Therapy Guidelines and audit subcommit-tee. British Association of Dermatologists; Clinical Standards Department, Royal College of Physicians of London; Cochrane Skin Group; Vitiligo Society. Guideline for the diagnosis and management of vitiligo. *Br J Dermatol.* Nov; 159(5), p. 1051–76, 2008.

74. Gieler U.; Gieler T.; Peters EMJ.; Linder D. Skin and Psychosomatics – Psychodermatologytoday. *Journal of the German Society of Dermatology*. 2020

75. Glaser R.; Kiecolt-Glaser JK.; Marucha PT.; MacCallum RC.; Laskowski BF.; Malarkey WB. Stress-related changes in pro inflammatory cytokine production in wounds. *Arch Gen Psychiatry*, 56, p. 450–456, 1999.

76. Global Psoriasis Atlas. Statistics. GPA. Disponível em: <http://global-psoriasis-atlas. apos2. swiss4ward.com/statistics/statistics#KeyMessages>. Acesso em: 10.08.2022

77. Gold MH.; Goldberg DJ.; Nestor MS. Current treatment of acne: medication, lights, lasers, and novel 650-μs 1064-nm Nd: YAG Laser. *J Cosmet Dermatol*. 16(3), p. 303-18, 2017.

78. Godinho MS.; Andreoli SB.; Yazigi L. Estudo do Manejo do Estresse em pacientes acometidos por Alopecia Areata. *Psicol. Estud.* 14 (1). Mar. 2009.

79. Golpanian R S.; Kim HS.; Yosipovitch G. Effectsof stress onitch. *Rev. Clinical Therapeutics*, v. 42, n. 5, p. 745-756, 2020.

80. Goodwin GM.; Young AH. The British Association for Psycho pharmacology guidelines for treatmentof bipolar disorder: a summary. *J. Psychopharm*; 17(suppl), p. 3-6, 2003.

81. Gonzalez-Rodriguez A.; Molina-Andreu O.; Navarro O V.; Gasto FC.; Penades R.; Catalan R. Suicidal ideation and suicidal behaviour in delusional disorder: a clinical overview. *Psychiatry J* 2014, p. 1-8, 2014.

82. Gordon AR. Do retiro na tricotilomania ao mundo das trocas objetais. *J. Psicanal.* v. 44 n.80 São Paulo, jun. 2011.

83. Goulden V.; Clark SM.; Cunliffe WJ. Post adolescent acne: a review of clinical features. *Br. J. Dermatol.* 136, p. 66–70, 1997.

84. Grant JE. Trichotillomania (hairpulling disorder). *Indian J Psychiatry*. Jan; 61(suppl 1), p. 136-139, 09

85. Grant JE.; Chamberlain SR. Natural recovery in trichotillomania. Australian & New Zealand *Journal of Psychiatry*. 14, dec. 2021. Disponível em: <https://doi.org/10.1177/00048674211066004>. Acesso em: 10 ago.2022.

86. Grant JE.; Redden AS.; Leppink EW.; Chamberlain SR. Trichotillomania and co-occurring anxiety. *Compr Psychiatry*. Jan; 72, p. 1-5, 2017.

87. Graubard R.; Perez-Sanchez A.; Katta R. Stress and skin: an overview of mind body therapies as a treatment strategy in dermatology. *Dermatol. Pract. Concept.*, v. 11, n. 4, p. 1-7, 2021.

88. Grigore O.; Mihailescu AI.; Solomon I.; Boda D.; Caruntu C. Role of stress in modulation of skin neurogenic inflammation. *Experimental and therapeutic medicine*, v. 17, n. 2, p. 997-1003, 2019.

89. Grimes PE. Bimatoprost 0.03% Solution for the Treatment of Nonfacial Vitiligo. *J Drugs Dermatol*. Jun; 15(6), p. 703–10, 2016.

90. Grimes PE.; Hamzavi I.; Lebwohl M.; Ortonne JP.; Lim HW. The efficacy of afamelanotide and narrowband UV-B phototherapy for re-pigmentationof vitiligo. *JAMA Dermatol*. Jan, 149(1), p. 68–73, 2013.

91. Gupta MA.; Gupta AK. Dermatitis artefacta and sexual abuse. *Int J Dermatol*. 32, p. 825, 1993.

92. Gupta MA.; Gupta AK. Psychiatric and psychologicalco-morbidity in patients with dermatologic disorders: epidemiology and management. *Am J Clin Dermatol*, 4, p. 833–4, 2003.

93. Gupta MA.; Jarosz P.; Gupta AK. Posttraumatic stress disorder (PTSD) and the dermatology patient. *Clin Dermatol*, 35, p. 260–6, 2017.

94. Gupta MA.; Pur DR.; Vujcic B.; Gupta AK. Suicidal behaviors in the dermatology patient. *Clin Dermatol*, 35, p. 302–11, 2017.

95. Gutierrez D.; Schowalter MK.; Piliang MP, Fernandez AP. Epidermal multi nucleated keratinocytes: a histopathologic clue to dermatitis artefacta. *J Cutan Pathol*, 43, p. 880–3, 2016.

96. Hagihara A.; Tarumi K.; Odamaki M.; Nobutomo K. A signal detection approach to patient-doctor communication and doctor-shopping behaviour among Japanese patients. *J Eval Clin Pract*, 11, p. 556–567, 2005.

97. Harris JE.; et al. Rapid skin repigmentation on oral ruxolitinib in a patient with coexistent vitiligo and alopecia areata (AA). *J Am Acad Dermatol*. Feb, 74(2), p. 370–1, 2016.

98. Harrison J.; Franklin ME. Pediatric Trichotillomania. *Current Psychiatry Reports*. jun. 14(3), p. 188-96, 2012.

99. Han G. The Changing Landscape of alopecia areata: an introduction. *Advances in Therapy*. 34, p. 1584–1585, 2017.

100. Hanumanthu V.; Kamat D.; Vinay K. Dermatitis Simulata: a curious case of photo distributed facial rash. *Indian Dermatol On-line J*, Jan, 13(1), p. 138-139. 2022

101. Duman H.; Topal IO.; Kocaturk E.; Duman MA. Evaluation of anxiety, depression, and quality of life in patients with acne vulgaris, and quality of life in their families. *Dermatologica Sinica*, v. 34, (1), p. 6-9, 2016.

102. Heller M.; et al. Delusional infestations: clinical presentation, diagnosis, and treatment. *Int J Dermatol*, 52, p. 775-783, 2012.

103. Hisada S. Conversando sobre psicossomática. 2 ed. Rio de Janeiro: Revinter. 2011.

104. Hoffmann FS.; Zogbi H.; Fleck P.; Muller MC. A integração mente e corpo em psico-dermatologia. *Psicologia: teoria e prática*, v. 7, n. 1, p. 51-60, 2005.

105. Holmes A.; Marella P.; Rodriguez C.; Glass D, Goerlich K. Alexithymia and Cutaneous Disease Morbidity: a systematic review. *Dermatology*, p. 1-10, 2022.

106. Hordinsky MK. Alopecia Areata: the clinical situation. *J Investig Dermatol Symp Proc*. Jan; 19(1), p. 9-11, 2018.

107. Howell MD.; Kuo FI.; Smith PA. Targeting the Janus kinase family in autoimmune skin diseases. *Front Immunol*, 10, Article 2342, oct. 2019.

108. Hu S.; Anand P.; Laughter M, Maymone MBC.; Dellavalle RP.; Holistic Dermatology: an evidence-based review of modifiable lifestyle factors associations with dermatologic disorders. *Journal of the American Academy of Dermatology*, 2020.

109. Huang YC.; Cheng YC. Isotretinoin treatment for acne and risk of depression: a systematic review and meta-analysis. *J Am Acad Dermatol*, 76, p. 1068-1076.

110. Hylwa AS.; Bury JE.; Davis MD.; Pittelkow M.; Bostwick JM. Delusion a linfestation, including delusions of parasitosis: results of histologic examination of skin biopsy and patient-provided skin specimens. *Arch Dermatol*, 147, p. 1041–1045, 2011.

111. Iani L.; Quinto RM.; Porcelli P.; Angeramo AR.; Schiralli A.; Abeni D. Positive psychological factors are associated with better spiritual well-being and lower distress in individuals with skin diseases. *Frontiers in psychology*. v. 11, Article 552764, oct 2020.

112. Jafferany M. Psychodermatology: a guide to understanding common psychocutaneous disorders. PrimCare Companion. *J Clin Psychiatry*, 9: 203–13, 2007.

113. Jafferany M.; Ferreira BR.; Abdelmaksoud A.; Mkhoyan R. Management of Psycho cutaneous disorders: a practical approach for dermatologists. *Dermatol Ther.* 33(6), p. e13969, nov. 2020.

114. Jafferany M.; França K. Psychodermatology: basics concepts. *Acta Derm Venereol*, Suppl 217, p. 35–37, 2016.

115. Jafferany M.; Stamu-O'Brien C.; Mkhoyan R. Arsh Patel Psycho tropic drugs in dermatology: a dermatologist's approach and choice of medications. *Dermatologic Therapy*, 33, p. e13385, 2020.

116. Jin Y.; et al. Genome-wide association studies of autoimmune vitiligo identify 23 new risk loci and high light key pathways and regulatory variants. *Nat Genet.* Nov; 48(11), p.1418–24, 2016.

117. Jin Y.; et al. Variantof TYR and auto immunity susceptibility loci in generalized vitiligo. *N Engl J Med.* May; 362(18), p. 1686–24, 2010.

118. Kalil CLPV.; Chaves C.; Vargas AS.; Campos VB. Use of probiotics in Dermatology – Review. *Surg Cosmet Dermatol.* Rio de Janeiro v. 12, n. 3, p. 208-14, jul-set, 2020.

119. Kapoor R.; Phiske MM.; Jerajani HR. Evaluation of safety and efficacy of topical prostagland in E2 in treatmentof vitiligo. *Br J Dermatol.* Apr; 160(4), p. 861–3, 2009.

120. Kaymak Y.; Taner E.; Taner Y. Comparis on of depression, anxiety and life quality in acne vulgaris patients who were treated with either isotretinoin or topical agents. *Int J Dermatol*, 48, p. 41-6, 2009.

121. Kenchaiah BK.; Kumar S.; Tharyan P. Atypical anti-psychotics in delusional parasitosis: a retrospective case series of 20 patients. *Int J Dermatol*, 49, p. 95–100, 2010.

122. Kessler RC.; Berglund P.; Demler O.; Jin R.; Merikangas KR.; Walters EE. Life time prevalence and age-of-onsetdistributionsof DSM-IV disorders in the National Comorbidity Survey Replication. *Arch Gen Psychiatry*, 62, p. 593-602, 2005.

123. Kim J.; Kim BE.; Leung DYM. Pathophysiology of atopic dermatitis: Clinical implications. *Allergy Asthma Proc.* Mar 1; 40(2), p. 84-92, 2019.

124. Kistowska, M.; et al. Propionibacterium acnes promotes Th17 and Th17/Th1 responses in acne patients. *J. Invest. Dermatol.* 135, p. 110–118, 2015.

125. Kligman AM. Post-adolescent acne in women. *Cutis*, 48, p. 75–77, 1991.

126. Koblenzer CS. Neurotic excoriations and dermatitis artefacta. Dermatol Clin. 1996; 14, p. 447–55.

127. Kobusiewicz A.; Tomas-Aragones L.; Marron SE.; Zalewska-Janowska A. Body dysmorphic disorder in patients with acne: treatment challenges. *Advances in Dermatology and Allergology*. February, p. 2022.

128. Koch M.; et al. Psoriasis and cardio metabolictraits: Modest associati on butdistinct genetic architectures. *J Invest Dermatol* 2015; 135:1283–93.

129. Koenig ZA.; Callaham S.; Waltz B.; Bosley J.; Mogallapu R.; Ang-Rabanes M. Body Dysmorphic Disorder Insights in patient Psychiatric Setting. *Case Reports in Psychiatry*. May 19, 2021.

130. Koo J.; Lebwohl A. Psychodermatology: the mind and skin connection. *Am Fam Physician*, 64, p. 1873-8, 2001.

131. Koo JY.; Lee CS. General approach to evaluating psycho dermatological disorders. *Psychocutaneous medicine*. New York: Marcel Dekker Inc. p. 1-29, 2003.

132. Koparde V.; Patil S.; Patil S. Dermatitis artefacta (factitious dermatitis) responding to highdose sertraline. *J Mental Health Hum Behav*, 23(1), p. 67–68, 2018.

133. Kostopoulou P.; et al. Objective vs. Subjective factors in the psychological impactof vitiligo: the experience from a French referral centre. *Br J Dermatol*. Jul, 161(1), p. 128–33, 2009.

134. Kuhn H.; Mennella C.; Magid M.; Stamu-O'Brien C.; Kroumpouzos G. Psycho cutaneous disease. Clinical perspectives. *J Am Acad Dermatol*, 76. 5, p. 779-791, 2017.

135. Kurd SK.; Troxel AB.; Crits-Christoph P.; Gelfand JM. The risk of depression, anxiety, and suicidality in patients with psoriasis: a population-based cohort study. *Arch Dermatol*, 146, p. 891–5, 2010.

136. Kwon C.; et al. Epidemiology and comorbidities of excoriation disorder: a retrospective case-control study. *J. Clin. Med*, 9(9), 2703, 2020.

137. Laurentiis VRF. Corpo e psicossomática em Winnicott. São Paulo: DWW Editorial. 2016.

138. Leahy RL.; Tirch D.; Napolitano LA. Terapia do esquema emocional. In: *Regulação emocional em psicoterapia: um guia para o terapeuta cognitivo comportamental*. Porto Alegre: Artmed, 2013.

139. Lebwohl A.; KOO J. Psychodermatology: the mind and skin connection. *Am Fam Physician*. Dec 1;64(11), p. 1873-8, dec. 2001.

140. Lee CM.; Watson REB.; Kleyn CE. The impact of perceived stress on skin ageing. *J. Eur. Acad. Dermatol. Venereol.*, v. 34, n. 1, p. 54-58, 2020.

141. Lee CS. Delusions of parasitosis. *Dermatol Ther*, 21, p. 2-7, 2008.

142. Lee H.; et al. Prevalence of vitiligo and associated comorbidities in Korea. *Yonsei Med J*, May; 56(3), p. 719–25, 2015.

143. Lee JH.; et al. Treatment outcomes of topical calcineurin inhibitor therapy for patients with vitiligo: a systematic review and meta-analysis. *JAMA Dermatol*. May; 155(8), p. 929, 2019.

144. Lepping P.; Huber M.; Freudenmann RW. How to approach delusional infestation. *Br Med J*, 350, p. h1328, 2015.

145. Leyden J.; Stein-Gold L.; Weiss J. Why topical retinoids are mainstay of therapy for acne. *Dermatol Ther*, 7(3), p. 293-304, 2017.

146. Li R.; Qiao M.; Wang X.; Zhao X.; Sun Q. Effect of narrow band ultraviolet B phototherapy as monotherapy or combination therapy for vitiligo: a meta-analysis. *Photodermatol Photoimmunol Photomed*, Jan; 33(1), p. 22–31, 2017.

147. Lima LSC.; et al. Sexual violence as a possible trigger in a case of dermatitis artefacta. *J Dermat Cosmetol*, 5(3), p. 62-64, 2021.

148. Lin TK, Zhonh L, Santiago JL. Association between stress andthe HPA axis in theatopic dermatites. *Rev. Int. J. Mol. Sci.*, v. 18, n. 2131, p. 1-15, 2017.

149. Ling TC.; et al. British association of dermatologists and british photodermatology group guidelines for the safe and effective use of psoralen-ultraviolet A therapy 2015. *Br J Dermatol*, 174, p. 24–55, 2016.

Referências

150. Liu L.; et al. Promoter variant in the catalase gene is associated with vitiligo in Chinese people. *J In- vest Dermatol*, Nov. 130(11), p. 2647–53, 2010.

151. Ljubenovic M.; Lazarevic V.; Golubovic M.; Binic I. Integrative approach to psoriasis vulgaris. *Holist Nurs Pract*, 32(3), p. 133-139. may-jun. 2018.

152. Lonberg AS.; et al. Association of psoriasis with the risk for type 2 diabetes mellitus andobesity. *JAMA Dermatol*, 152, p. 761-7, 2016.

153. Lyell A. Cutaneous artifactual disease. A review, amplified by personal experience. *J Am Acad Dermatol*, 1, p. 391–407, 1979.

154. Lynn DD.; Umari T.; Dunnick CA.; Dellavalle RP. The epidemiology of acne vulgaris in late adolescence. *Adolesc Health Med Ther*, 19; 7, p. 13-25, jan. 2016.

155. Luna SA.; Bravo BG.; Pichardo AR.; Martínez FMC. Dermatitis artefacta in childhood: a retrospective analysis of 44 patients, 1976–2006. *Pediatr Dermatol*. Sep-Oct; 32(5), p. 604–8, 2015.

156. Maarouf M.; Maarouf CL.; Yosipovitch G.; Shi VY. The impact of stress on epidermal barrier function: anevidence-based review. *British Journal of Dermatology*, v. 181, p. 1129-1137, 2019.

157. Mahil SK.; et al. Comparing the efficacy and tolerability of biologic therapies in psoriasis: na updated net-work meta-analysis. *Br J Dermatol*, 183, p. 638–49, 2020.

158. Mahil SK.; et al. Psoriasis treat to target: defining outcomes in psoriasis using data from a real-world, population-basedcohortstudy (the British Association of Dermatologists Biologics and Immunomodulators Register, BADBIR). *Br J Dermatol*, 182, p.1158–66, 2020.

159. Maihi GS.; Adams D.; Cahill CM.; Dodd S.; Berk M. The management of individuals with bipolar disorder: a review of the evidence and its integration into clinical practice. *Drugs*, 69, p. 2063-101, 2009.

160. Management of the psychological comorbidities of dermatological conditions: practitioners' guidelines. Connor CJ. Clinical. *Cosmetic and investigational Dermatology*, 10, p. 117–132, p. 2017.

161. Markovic M.; Soldatovic I.; Bjekic M.; Sipetic-Grujicic S. Adolescents' self perceived acne-related beliefs: from myth to science. *AnBras Dermatol*, 94(6), p. 684-690, nov-dec 2019.

162. Marron SE.; et al. Body dysmorphic disorder in patients with acne: a multicentrestudy. *JEADV*, 34, p. 370–376, 2020.

163. Maurano, Denise. *Para que Serve a Psicanálise?* São Paulo. Zahar, 2003.

164. Mcdougall J. Teatros do Corpo. 3 ed. São Paulo: WMF Martins Fontes. 2013.

165. Meadow R. Munchausen syndromeby proxy. The hinterland of child abuse. *Lancet*, 2, p. 343–5, 1977.

166. Mello Filho J.; Burd M. *Psicossomática Hoje* – 2a edição. Artmed, 2010.

167. Melnik BC. Diet in acne: further evidence for the role of nutrient signalling in acne pathogenesis. *Acta Derm Venereol*, 92(3), p. 228-31, may. 2012.

168. Mendaza FH. Dermatitis artefact a cien años atrás, por Juan de Azúa. *Actas Dermosifiliogr*, p. 657–660, 2009.

169. Menon V.; Selvakumar N.; Faheem A. Selection of psychotropics in dermatology practice. Review article. *CosmoDerma*, 60, p. 1, 2021.

170. Miczek, K.A.; Robbins, T.W.; Psychopharmacology in its 60th year. *Psychopharmacology* 236, p. 3383–3384, 2019.

171. Millard, L.; Millard J. Factitious skin disease. In: Burns T.; et al. (eds) Rook's Textbook of Dermatology, 8th edn, p. 64.34–64.55, Oxford: Wiley Blackwell, 2010

172. Mohandas P.; Bewley A.; Taylor R. Dermatitis artefacta and artefactual skin disease: the need for a pscyhodermatology multidisciplinary team to treat a difficult condition. *Br. J Dermatol*, 169(3), p. 600–6, 2013.

173. Montagu, Ashley. Tocar – o significado humano da pele. São Paulo. Summus Editorial, 1988.

174. Mostaghimi L. Psychocutaneous Medicine Clinic: Wisconsin Experience. *Journal of the Academy of Consultation-LiaisonPsychiatry*, 62, p. 522–527, 2021.

175. Mukai SP.; Kerinci K. Acne: pathophysiology and management. *CDK Edisi*, 46 (Suplemen-1), p. 16-20, 2019.

176. Nagy I.; et al. Propionibacterium acnes and lipopolys accharide induce the expression of antimicrobial peptides and proinflammatory cytokines/chemokines in humansebocytes. *MicrobesInfect*, 8, p. 2195–2205, 2006.

177. Nast A.; et al. EuroGuiDerm Guideline on the systemic treatment of Psoriasis vulgaris – Part 2: specific clin- icalandcomorbidsituations. *J Eur Acad Dermatol Venereol*, 35(2): 281-317, feb. 2021

178. National Collaborating Center for Mental Health: obsessive compulsive disorder: core interventions in the treatment of obsessive compulsive disorder and body dysmorphic disorder. National Clinical Practice Guideline Number 31. London, British Psychiatric Society and Royal College of Psychiatrists; 2006. Disponível em: <https://www.nice.org.uk/guidance/cg31>. Acesso em: 10.08.22.

179. National Institute for Health and Care Excellence (NICE). Obsessive-compulsive disorder: core interventions in thetreatment of obsessive-compulsive disorder and body dysmorphic disorder. *Clinical guideline*, n. 31. London: NICE, 2005.

180. National Institute for Health and Care Excellence. Psoriasis: assessment and management: *Clinicalguidline* [CG153]. NICE, 2017.

181. Oiso N.; Fukai K.; Kawada A.; Suzuki T. Piebaldism. *J Dermatol*, 40(5), p. 330–5, may, 2013.

182. Onoufriadis A.; Simpson MA.; Pink AE.; et al. Mutations in IL36RN/IL1F5 are associated with the severe episodic inflammatory skin disease known as generalized pustular psoriasis. *Am J Hum Genet*, 89, p. 432–7, 2011.

183. Oudenhoven MD.; Kinney MA.; McShane DB.; Burkhart CN.; Morrell DS. Adverse effects of acne medication: recognition and management. *AM J Clin Dermatol*, 16(4), p. 231-42, 2015.

184. Ozturk IC.; Batcioglu K.; Karatas F.; Hazneci E.; Genc M. Comparison of plasma malondialdehyde, glutathione, glutathione peroxidase, hydroxyproline and selenium levels in patients with vitiligo and healthy controls. *Indian J Dermatol*, 53(3), p. 106–10, 2008.

185. Parisi R.; et al. National, regional, and world wide epidemiology of psoriasis: systematican alysis and mod-ellingstudy. *BMJ*, 369, p. m1590, 2020.

186. Park JH.; Jung MY.; Lee JH.; Yang JM.; Lee DY, Park KK. Clinical course of segmental vitiligo: a retrospectiv estudy of eighty-sevenpatients. *Ann Dermatol*, Feb; 26(1), p. 61–5, 2014.

Referências   123

187. Patel V.; Koo JYM. Delusions of parasitosis; suggested dialogue between dermatologist and patient. *J Dermatol Treat*, 26, p. 456–460, 2015.

188. Pereira JM. Compulsive trichoses. *An bras Dermatol*, 79(5), p. 609-618, set./out. 2004.

189. Perugi G.; et al. Fluvoxamine in thetreatment of body dysmorphic disorder (dysmorphophobia). *Int Clin Psychopharmacol*, 11, p. 247–54, 1996.

190. Phillips KA.; et al. Pharmaco therapy relapse prevention in body dysmorphic disorder: a double-blind, placebo-controlledtrial. *Am J Psychiatry*, 173, p. 887–95, 2016.

191. Phillips KA.; Najjar F. An open-label study of citalopram in body dysmorphic disorder. *J ClinPsychiatry*, 64, p. 715–20, 2003.

192. Picardi A.; Abeni D.; Melchi CF.; Puddu P.; Pasquini P. Psychiatricmorbidity in dermatological out patients: anissue to be recognized. *Br J Dermatol*, 143, p. 983-91, 2000.

193. Picardi A.; Abeni D.; Renzi C.; Braga M.; Puddu P.; Pasquini P. Increased Psychiatric morbidity in female out patients with skin lesions on visible parts of the body. *Acta Derm Venereol*, 81, p. 410-414, 2001.

194. Picardi A.; Mazzotti E.; Pasquini P. Prevalenceand correlates of suicidal ideation among patients with skin disease. *Journal of the American Academy of Dermatology*. v. 54, Issue 3, p. 420-426, 2006.

195. Picardo M.; Eichenfield L.; Tan J. Acne androsacea. *Dermatol Ther*, 7, p. 43-52, 2017.

196. Pinto ACVD.; et al. Tricotilomania: relato de caso com diagnóstico diferencial clínico e dermatoscópico de alopecia areata. *Anais Bras Dermatol*, 92(1), p. 118-20, 2017.

197. Poulos GA.; Alghothani L.; Bendo S.; Zirwas MJ. Neurotic excoriations: a diagnosis of exclusion. *J Clin Aesthet Dermatol*. 2012;5(2):63–64.

198. Pradhan S.; Sirka CS.; Dash G.; Mohapatra D. Dermatitis Artefacta in a child: na interesting morphological presentation. *Indian Dermatol Online J*, 10(1), p. 72, jan-feb, 2019.

199. Pratt CH.; et al. Alopecia areata. *Nat RevDis Primers* 16, 3, p. 1701, mar. 2017.

200. Puig L. Obesity and psoriasis: body weightand body mass index influence the response tobiological treatment. *J EurAcad Dermatol Venereol*, 25, p. 1007–11, 2011.

201. Rabiei M.; Mulkens S.; Kalantari M.; Molavi H.; Bahrami F. Metacognitive therapy for body dysmorphic disorder patients in Iran: acceptability and proof of concept. *J Behav Ther Exp Psychiatry*. 43, p. 724–9, 2012.

202. Raizada A.; Panda M.; Dixit N.; Hassanandani T. Dermatitis artefacta presenting as dermatomyositis: a diagnostic conundrum. *Indian Dermatol Online J*. 11(4), p. 629–631, 2020.

203. Ramos PM.; et al. Consenso sobre tratamento da alopecia areata. *AnBras de Dermatol*, 95(S1), p. 39-52, 2020.

204. Rao J.; Fitzpatrick RE. Use ofthe Q-switched 755-nm alexandrite laser to treatre calcitrant pigment after depigmentation therapy for vitiligo. *Dermatol Surg*, 30(7), p. 1043–5, jul., 2004.

205. Rashighi M.; et al. CXCL10 is critical for the progression and maintenance of depigmentation in a mouse model of vitiligo. *Sci Transl Med*, 12;6(223), Feb. 2014.

206. Rashighi M.; Harris JE. Interfering with the IFN-γ/CXCL10 path way to develop new targeted treatments for vitiligo. *Ann Transl Med*, 3 (21), p. 343, dec. 2015.

207. Richmond JM.; Frisoli ML.; Harris JE. Innate immune mechanisms in vitiligo: danger from within. *Curr Opin Immunol*, 25(6), p. 676–82, dec, 2013.

208. Rodríguez-Pichardo A.; Hoffner MV.; García-Bravo B.; Camacho FM. Dermatitis artefacta of the breast: a retrospective analysis of 27 patients (1976–2006). *J Eur Acad Dermatol Venereol*, 24, p. 270–4, 2010.

209. Rodrigues M.; Ezzedine K.; Hamzavi I.; Pandya AG.; Harris JE. Vitiligo Working Group. New discoveries in the path ogenesis and classification of vitiligo. *J Am Acad Dermatol*, 77(1), p. 1–13, jul. 2017.

210. Roieski EF. A Influência dos Fatores Emocionais na Acne Vulgar: revisão de literatura. Artigo apresentado como requisito parcial para a conclusão do curso de Graduação Estética e Cosmética da Universidade do Sul de Santa Catarina- UNISUL, 2020.

211. Rosen JC.; Reiter J.; Orosan P. Cognitive-behavioral body imagetherapy for body dysmorphic disorder. *J Consult Clin Psychol*, 63, p. 263–9, 1995.

212. Ruiz LP.; Reis MJD. Sofrimento à flor da pele: depressão e autoestima em portadoras de vitiligo. *Interação em Psicologia*, v. 22, n. 1, p. 65-76, 2018.

213. Santos-Silva C.; Rodrigues AV.; Roitberg SEB. Estudo de Caso de Paciente com Dermatite Atópica: uma leitura biopsicossocial. *Psicologia, Saúde e Doenças*, v. 18, n. 2, p. 389-400 *Sociedade Portuguesa de Psicologia da Saúde Lisboa*, Portugal, 2017.

214. Schallreuter KU.; et al. Vitiligo pathogenesis: autoimmune disease, genetic defect, excessive reactive oxygen species, calcium imbalance, orwhatelse? *Exp Dermatol*, 17(2), p. 139–60, feb. 2008.

215. Schwartz DM.; Bonelli M.; Gadina M.; O'Shea JJ. Type I/II cytokines, JAKs, and new strategies for treating autoimmune diseases. *Nat RevRheumatol*, 12(1), p. 25–36, jan. 2016.

216. Schön MP.; Erpenbeck L. The interleukin-23/interleukin-17 axis links adaptive and innate immunity in psoriasis. *Front Immunol*, 9, p. 1323, 2018.

217. Schuth M.; Feingold KR.; Elias PM. Stress test of the skin: the cutaneous permeability barrier treadmill. *Rev. Exp Dermatol.*, v. 29, n. 1, p. 112–113, 2020.

218. Seetharam KA. Alopecia areata: an update. *Indian J Dermatol Venereol Leprol.*, 79(5), p. 563-75, sep-oct. 2013

219. Sereflican B.; Tuman TC.; Tuman BA.; Parlak AH. Type D personality, anxiety sensitivity, social anxiety, and disability in patients with acne: a cross-sectional controlled study. *Postepy Dermatol Alergol*, 36(1), p. 51-57, 2019.

220. Shah R.; Taylor RE.; Bewley A. Exploring the psychological profile of patients with delusional infestation. *Acta DermVenereol*; 97, p. 98–101, 2017.

221. Shah RB. Impact of collaboration between psychologists and dermatologists: UK hospital system example. *International Journal of Women's Dermatology*, v. 4, p. 8–11, 2018.

222. Shibuya Y.; Hayashi H.; Suzuki A.; Otani K. Long-term specificity and stability of somatic delusions in delusional disorder, somatictype. *Acta Neuropsychiatr*, 24, p. 314–315, 2012.

223. Silva BFP.; Faro A. Regulação emocional e sintomas depressivos em pacientes portadores de psoríase. *Revista de Psicologia*, v. 28, n. 2, p.1-10, 2019.

224. Silva JDT.; Muller MC. Uma integração teórica entre psicossomática, stress e doenças crônicas de pele. *Estudos de Psicologia*, v. 24, n. 2, p. 247-256, abril-junho 2007.

225. Silva, MAD. *Quem ama não adoece*. Lisboa: Pergaminho. 2000.

Referências

226. Simões LRB.; Jorge D.; Halabe E. Alopecia Areata e o estresse: a contribuição da psicologia ao tratamento do paciente. *Revista Humanas et al.* Paço do Lumiar, MA: IESF, v. 5, n. 9, p. 1-153, jul. 2018.

227. Singh AR.; Veale D. Understanding and treating body dysmorphic disorder. *Indian J Psychiatry,* 61(Suppl1), p. S131–5, 2019.

228. Slominski, A. et al. Steroidogenesis in theskin: implications for local immune functions. *J. Steroid Biochem.* Mol. Biol. 137, p. 107–123, 2013.

229. Smith CH.; et al. British Association of Dermatologists guidelines for biologic therapy for psoriasis 2020: a rapid update. *Br J Dermatol,* 183, p. 628–37, 2020.

230. Smith LA.; Cornelius V.; Warnock A.; Tacchi MJ.; Taylor D. Pharmacological interventions for acute bipolar mania: a systematic review of randomized placebo-controlled trials. *Bipolar Disord,* p. 551-60, 2007.

231. Smith RN.; Braue A.; Varigos GA.; Mann NJ. The effect of a low glycemicload diet on acne vulgaris andt hefatty acid composition of skin surface triglycerides. *J. Dermatol. Sci.* 50, p. 41–52, 2008.

232. Sneddon I.; Sneddon J. Self-inflictedinjury: a follow-up studyof 43 patients. *Br Med J.,* 3(5982), p. 527–30, 1975.

233. Soares AM.; Rua CR.; Volich RM.; Labaki MEP. Psicanálise e psicossomática – casos clínicos e construções. São Paulo: Escuta, 2015.

234. Souzedo FB.; Bizarro L.; Pereira APA. The gut-brain axis and depressive symptoms: a systematic review of randomized clinical trials with probiotics. *J. bras. psiquiatr.* 69 (4), 2020.

235. Spano F.; Donovan JC. Alopecia areata: Part 1: pathogenesis, diagnosis, and prognosis. *Can Fam Physician,* 61(9), p. 751-5, sep. 2015.

236. Spritz RA.; Andersen GH. Genetics of Vitiligo. *Dermatol Clin.,* 35(2), p. 245–55, apr. 2017.

237. Spritz RA. Shared genetic relationships underlying generalized vitiligo and autoimmune thyroid disease. *Thyroid,* 20(7), p. 745– 54, jul. 2010.

238. Stahl SM.; Grady MM, Stahl´s. *Essential psychopharmacology*: the prescriber´s guide. 4th ed. Cambridge: Cambridge University Press; 2011.

239. Stahl SM.; Munter N. *Essential psychopharmacology of depression and bipolar disorder.* Cambridge University Press, 2000. (Illustrated text book of antidepress antpharmacology.).

240. Stewart ME. Sebaceous gland lipids. Semin. *Dermatol.* 11, p. 100–105, 1992.

241. Suárez AL.; Feramisco JD.; Koo J.; Steinhoff M. Psycho neuro immunology of psychological stress and atopic dermatitis: pathophysiologic and therapeutic updates. *Acta DermVenereol,* 92(1), p. 7-15, jan. 2012.

242. Suarez B.; Serrano A.; Cova Y.; Baptista T. Isotretinoin was not associated with depression or anxiety: A twelve-week study. *World J Psychiatry,* 6, p. 136-42, 2016.

243. Szabó K.; Kemény L. *Studying the genetic predisposing factors in the pathogenesis of acne vulgaris.* Hum. Immunol, 72, p. 766–773, 2011.

244. Szepietowski JC.; Salomon J.; Hrehorów E.; Pacan P.; Zalewska A.; Sysa-Jedrzejowska A. Delusional parasitosis in dermatological practice. *J EurAcad Dermatol Venereol,* 21, p. 462–465, 2007.

245. Taieb A.; et al. *Br J Dermatol,* 168(1), p. 5–19, jan. 2013.

246. Takeshita J.; Grewal S.; Langan SM.; et al. Psoriasis and comorbid diseases: epidemiology. *J Am Acad Dermatol*, 76, p. 377–90, 2017.

247. Talamonti M.; Galluzzo M.; Silvaggio D.; Lombardo P.; Tartaglia C.; Bianchi L. Quality of life and psychological impact in patients with atopic dermatitis. *J Clin Med*, 10(6), p. 1298, 21 mar. 2021.

248. Tan ES.; Sarkany R. Topical monobenzyl ether of hydroquinone is an effective and safe treatment for depigmentation of extensive vitiligo in the médium term: a retrospective cohort study of 53 cases. *Br J Dermatol*, 172(6), p. 1662–4, jun. 2015.

249. Thatte SS.; Khopkar US. The utility of dermoscopy in the diagnosis of evolving lesions of vitiligo. *Indian J Dermatol Venereol Leprol*, 80(6), p. 505–8, nov-dec, 2014.

250. Thiboutot, D.; et al. New insights intothe management of acne: an update from the Global Alliance to Improve Outcomes in acne group. *J. Am. Acad. Dermatol*, 60, p. S1–S50, 2009.

251. Tittelbach J.; Peckruhn M.; Elsner P. Histopathological patterns in dermatitis artefacta. *Journal of the German Society of Dermatology*, 16(5), p. 559–564, 2018.

252. Todoya M.; Morohashi M. New aspects in acne inflammation. *Dermatology*, 206, p. 17–23, 2003.

253. Tomas-Aragones L.; et al. Self-inflicted lesions in dermatology: a management and therapeutic approach – a position paper from the European Society for Dermatology and Psychiatry. *Acta DermVenereol*, 97(2), p. 159–172, 2017.

254. Torales JC.; et al. Alopecia areata: a psychodermatological perspective. *J Cosmet Dermatol*, 21(6), p. 2318-2323, jun. 2022.

255. Torales JC.; et al. Psicodermatología: una introducción a sus conceptos, nosología y modelos de abordaje – An. Fac. Cienc. Méd. (Asunción)/v. 53, n. 2, 2020.

256. Trabert W. Shared psychotic disorder in delusional parasitosis. *Psychopathology*. 1999, p. 30-34, 1999.

257. Tran MM.; Iredell JR.; Packham MVN, O'Sullivan MV, Hudson BJ. Delusional infestation: an Australian multicentre study of 23 consecutive cases. *Intern Med J.*, 45, p. 454–456, 2015.

258. Trivedi NR.; Gilliland KL.; Zhao W.; Liu W.; Thiboutot DM. Gene array expression profiling in acne lesion sreveals marke dupregulation of genes involved in inflammation and matrix remodeling. *J. Invest. Dermatol*, 126, p. 1071–1079, 2006.

259. Van Geel N.; Speeckaert R.; Melsens E.; Toelle SP.; Speeckaert M.; De Schepper S.; et al. The distribution pattern of segmental vitiligo: clues for somatic mosaicism. *Br J Dermatol*, 168(1), p. 56–64, jan. 2013.

260. Veale D.; Boocock A.; Gournay K.; Dryden W. Body dysmorphic disorder: a survey of fifty cases. *Br J Psychiatry*, 169, p. 196–201, 1996a.

261. Vulink NC. Delusional infestation: State of the Art. *Acta DermVenereol*, Suppl 217, p. 58–63, 2016.

262. Wagner RY.; et al. Altered E- Cadherin levels and distribution in melanocytes precede clinical manifestations of Vitiligo. *J Invest Dermatol*, 135(7), p. 1810–9, jul. 2015.

263. Wang XX.; et al. Increased expression of CXCR3 and its ligands in patients with vitiligo and CXCL10 as a potential clinical marker for vitiligo. *Br J Dermatol*, 174(6), p. 1318–26, jun. 2016.

Referências

264. Warren RB.; et al. British Association of Dermatologists' guidelines for the safe and effective prescribing of methotrexate for skin disease 2016. *Br J Dermatol*, 175, p. 23–44, 2016.

265. Weber MB.; Recuero JK.; Almeida CS. Use of psychiatric drugs in Dermatology. *AnBras Dermatol*, 95(2), p. 133-143, 2020.

266. Wilhelm S.; et al. Modular cognitive-behavior altherapy for body dysmorphic disorder: a randomized controlled trial. *BehavTher*, 45, p. 314–27, 2014.

267. Wilson JW.; Miller HE. Delusion of parasitosis (Acarophobia). *Arch Derm Syphilol*, 54, p. 39–56, 1946.

268. Wilson FC.; et al. Incidence and clinical predictors of psoriatic arthritis in patients with psoriasis: a population-basedstudy. *Arthritis Care Res*, 61, p. 233–9, 2009.

269. Wong JW.; Nguyen TV.; Koo JY. Primary psychiatric conditions: dermatitis artefacta, trichotillomania and neurotic excoriations. *Indian J Dermatol*, 58 (1), p. 44–48, 2013.

270. Wong S.; Bewley A. Patients with delusional infestation (delusionalparasitosis) often require prolonged treatment as recurrence of symptoms after cessation of treatmentis common: an observational study. *Br J Dermatol*, 165, p. 893–896, 2011.

271. Wong YL.; Affleck A.; Sterwart AM. Delusional Infestation: perspectives from scottish dermatologists and a 10-year case series from a single centre. *Acta DermVenereol*, 98, p. 441–445, 2018.

272. World Health Organization. (2016). Global report on psoriasis. World Health Organization. https://apps.who.int/iris/handle/10665/204417

273. Wylie K.; Hallam-Jones R.; Harrington C. Psychologica difficulties within a group of patients with vulvodynia. *Journal of Psychosomatic Obstetrics & Gynecology*. 25, p. 3-4, 257-265, 2004.

274. Wozniak E.; Owczarczyk -saczonek A.; Placek W. Psychological stress, mastcells, and psoriasis—Is there any relationship? *Rev. Int. J. Mol.* Sci., v. 22, n. 24, p. 2-12, 2021.

275. Yang H.; Zheng J. Influence of stress on the development of psoriasis. *Rev. Exp. Dermat.*, v. 45, n. 3, p. 284-288, 2020.

276. Yang Z sheng.; Lin N ning.; Li L, Li Y. The Effectof TNF inhibitorson cardiovascular events in psoriasis and psoriatic arthritis: na updated meta-analysis. *Clin Ver Allergy Immunol*, 51, p. 240–7, 2016.

277. Younis S.; Javed Q. The interleukin-6 and interleukin-1A gene promoter polymorphismis associated with the pathogenesis of acne vulgaris. *Arch. Dermatol. Res*, 307, p. 365–370, 2015.

278. Zimerman DE. Fundamentos Psicanalíticos: Teoria, Técnica e Clínica – Uma abordagem Didática. Artmed, 2004.

279. Zouboulis CC.; Böhm M. Neuro endocrine regulation of sebocytes – a pathogenetic link between stress and acne. *Exp Dermatol*, 13(Suppl 4), p. 31–35, 2004.

280. JT Braslow.; SR Marder. History of Psichofarmacology. *Annual review of clinical psychology*, v.15, p.25-50, 2019.